Dr. med. Barbara Hendel

Wasser vom Reinsten

So optimieren Sie Ihr Leitungswasser

▶ *Die Leitungswasserqualität*
▶ *Die Reinigungsverfahren*
▶ *Die Belebungsmöglichkeiten*

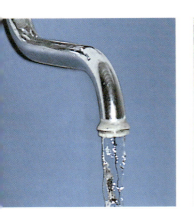
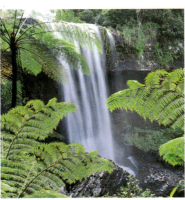
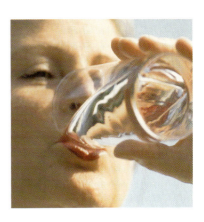

Inhalt

5   Vorwort: Dr. med. Barbara Hendel

6 | Der Kreislauf des Wassers

12 | Wasser ist mehr als eine chemische Formel

13   Wasser – ein außergewöhnliches Element

15   Die Informationskraft des Wassers

16   Die Aufgaben des Wassers in unserem Körper

17   Wie viel Wasser sollen wir trinken?

19   Die optimale Wasserqualität

20   Das Wasserangebot

22 | Die Qualität unseres Leitungswassers

23   Die deutsche Trinkwasserverordnung

25   Was taugen die Grenzwerte?

31   Strukturveränderungen durch Leitungsdruck

33   Physikalische Parameter des Wassers

Inhalt | Wasser vom Reinsten

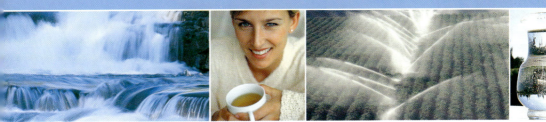

33	Die bioelektronische Wasseranalyse nach Vincent
35	Schadstoffe im Wasser
40	Mineralien im Wasser
43	Was können wir tun?
48	Welche Verfahren zur Trinkwasseroptimierung gibt es?

50 | Reinigungsverfahren des Leitungswassers

Küchengeräte

53	Kannenfilter
57	Aktivkohle-Granulatfilter als Einbaugerät
61	Aktivkohle-Blockfilter / Membran-Aktivkohle-Blockfilter
68	Umkehr-Osmose
75	Dampfdestillation

Zentrale Hausanlagen

79	Ionenaustauscher
85	Aktivkohle-Blockfilter als zentrale Anlage
89	Kalk-Katalysator
93	Kalkwandlung durch Magnete

Inhalt | Wasser vom Reinsten

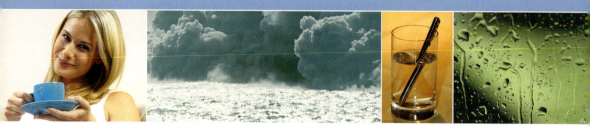

96 | Belebungsverfahren für das Leitungswasser

Wasserbelebung durch Bewegung
- 102 Die Levitation nach Wilfried Hacheney
- 107 Die Verwirbelung nach Viktor Schauberger

Wasserbelebung durch Naturenergien
- 111 Belebung durch Geräte mit Naturstoffen
- 120 Belebung durch Edelsteine und Kristalle
- 123 Belebung durch künstliche Energieträger

128 | Häufig gestellte Fragen

136 | Zum Nachschlagen

- 136 Literaturhinweis
- 139 Impressum/Fotonachweis
- 140 Glossar
- 143 Register

Vorwort | Dr. med. Barbara Hendel

Die Bedeutung des Wassers für den Menschen und seine Gesundheit ist in den letzten Jahren immer mehr in das allgemeine Interesse gerückt. Wasser ist das zentrale Element dieses Jahrtausends. Die häufige Präsenz dieses Themas in den Medien und in der öffentlichen Diskussion führt immer mehr zu einem neuen Bewusstsein für Wasser und auch dazu, dass sich immer mehr Menschen mit einer Optimierung ihres eigenen, täglichen Trinkwassers beschäftigen. Denn viele sind mit ihrem Leitungswasser nicht zufrieden. Eine Alternative sind gute Flaschenwässer. Große Lebensmittelkonzerne kaufen weltweit Wasserquellen auf, weil sie die enorme wirtschaftliche Bedeutung des Trinkwassers für die Zukunft erkannt haben. Bereits heute kostet eine Flasche gutes Quellwasser einen Euro und mehr.

Angesichts dieser Tatsachen greifen immer mehr Menschen wieder auf das Leitungswasser als Trinkwasser zurück, auch wenn Unsicherheit über die Qualität besteht. Auf der Suche nach der „besten Möglichkeit", das Leitungswasser zu behandeln, trifft der Interessierte auf eine unübersehbare Zahl von Geräten und Systemen. Jeder Hersteller lobt sein Verfahren als das beste, und so ist es für den Konsumenten sehr schwierig, eine für ihn optimale Lösung zu finden.

Dieses Buch versucht Ordnung in die Gerätelandschaft zu bringen und stellt Ihnen die wichtigsten Systeme vor. Es werden die einzelnen Verfahren, ihre Wirkungsweise und ihre Vor- und Nachteile erklärt sowie Angaben zu Kosten, Installation und Wartung gemacht. Ein Bewertungsschema soll dem eiligen Leser eine kurze und schnelle Orientierungshilfe bieten.

Ich hoffe, dass ich Ihnen mit diesen Informationen bei der Auswahl eines für Sie geeigneten Trinkwasseraufbereitungssystems helfen kann, damit Sie in Zukunft mit Genuss Ihr Leitungswasser trinken können.

Ihre Barbara Hendel

Der

Der Kreislauf des Wassers

Kreislauf
des Wassers

Am Anfang allen Seins stand – so sagen die Wissenschaftler – das Wasserstoffatom. Das Wasserstoffatom, der Ursprung des Universums? Jedenfalls ist es das einfachste Atom, das wir kennen. Es besteht aus einem Proton und einem umkreisenden Elektron. Verbinden sich zwei Atome dieses Gases mit einem Atom Sauerstoff, dann entsteht daraus etwas gänzlich Neues – ein Wassermolekül. Aus dem Einfachsten wird das Vielfältigste. Etwas, das unser ganzes Leben umspannt, vom Anfang bis zum Ende.

Wasser ist das wandelbarste und gleichzeitig geheimnisvollste Molekül unseres Planeten. Ständig ändert es seine Form, seine Eigenschaften, seine Funktionen. Immer ist es in Bewegung, im Fluss und verkörpert damit ein Grundprinzip des Lebens.

Wasser ist das geheimnisvollste und zugleich widersprüchlichste Molekül unseres Planeten

Vom Regentropfen bis zur Quelle

Als Regenwasser bringt es uns die Energien des Kosmos. Wasserdampf und Regentropfen nehmen die Energie der Sonnenstrahlen auf, aber auch Moleküle von Schadstoffen, die unsere Zivilisation in die Atmosphäre entlässt. Das Wasser sickert in den Boden und bildet zuerst das Oberflächenwasser. Von dort wandert es langsam durch die unterschiedlichsten Gesteinsschichten, nimmt anorganische Mineralien und ihre Schwingungen auf und reinigt sich – im Idealfall – durch diesen Prozess von Schadstoffen und Giften, mit denen unsere sorglose Zivilisation die Natur belastet. Im Laufe von Jahren oder Jahr-

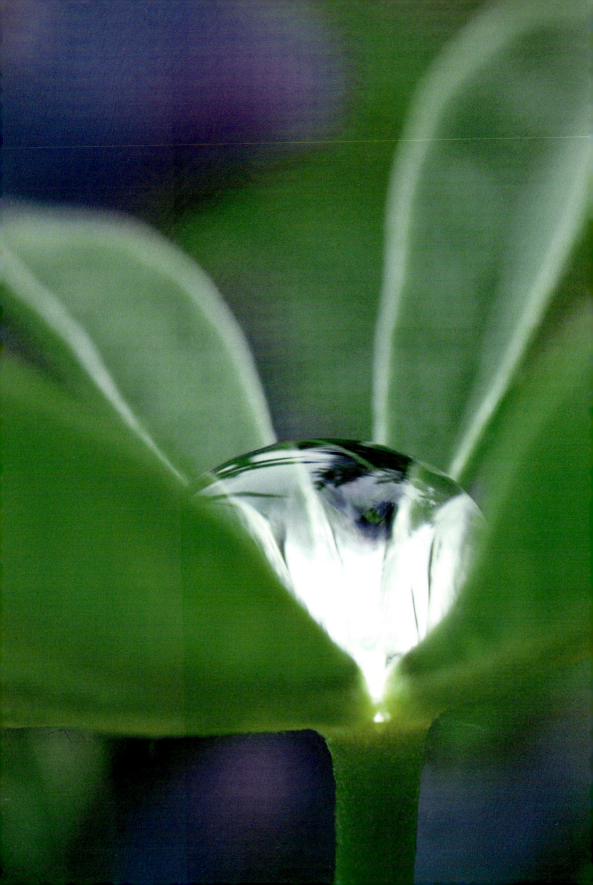

Der Kreislauf des Wassers

zehnten, manchmal Jahrhunderten, hat das Wasser bei seinem Lauf durch die Erde so viel Energie gewonnen, dass es als reife Quelle durch levitante Kräfte von alleine wieder an die Erdoberfläche dringt. Diese so genannten artesischen Quellen schenken uns das gesündeste Wasser – frisch, schadstofffrei mit mehr oder weniger gelösten Mineralien, schmackhaft, voller Energie und Information! Ein großer Teil dieses Quellwassers wird als Trinkwasser genutzt – entweder direkt an der Quelle oder vom Hersteller abgefüllt in Flaschen.

Frisches Quellwasser, schadstofffrei und mit wenigen gelösten Mineralien, ist das gesündeste Wasser

Grundwasser und Oberflächenwasser

Ein weiteres Wasserreservoir ist das Grundwasser und das in Talsperren gesammelte und geschützte Oberflächenwasser. Als problematisch ist das Uferfiltrat anzusehen, das von großen

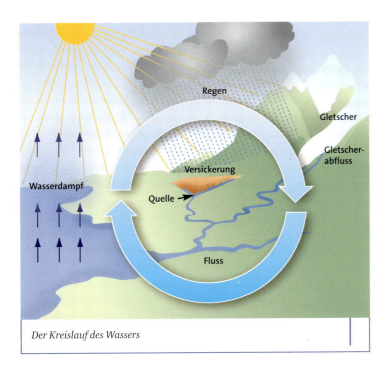

Der Kreislauf des Wassers

Flüssen aus ins umgebende Erdreich sickert und dort für die Trinkwasserversorgung entnommen wird. Zwar wird es durch das dortige Erdreich etwas gefiltert, aber es ist häufiger belastet als das Grundwasser.

Wie viel Wasser verbrauchen wir wofür?

Baden, Duschen, Körperpflege:

36%

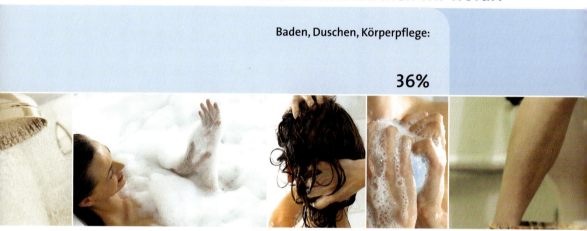

Der Kreis schließt sich

In Flüssen, Seen und Meeren sammelt sich das natürliche Wasser und das nach Gebrauch von den Klärwerken gereinigte Abwasser wieder. Dort verdunstet ein Teil des Wassers in die Atmosphäre, bildet Wolken und Regentropfen und schließt so den Kreislauf. Ein großer globaler Wasserkreislauf, geteilt in viele mittelgroße kontinentale und unendlich viele kleine regionale Kreisläufe. Ein geniales System miteinander verbundener, aufeinander einwirkender und voneinander abhängiger Zyklen. Eine Ganzheitlichkeit, die es zu schützen gilt, anstatt sie gedankenlos zu zerstören. So durchdringt und durchwebt das Wasser als kosmisches Produkt alles Irdische: Lebloses und Lebendiges, Gesteine und Geschöpfe, Pflanzen, Tiere, Menschen.

Der Kreislauf des Wassers

Wasser ist (nicht nur) zum Waschen da ...

„Wasser ist zum Waschen da ... auch zum Zähneputzen, kann man es benutzen ..."

Wer kennt nicht das alte Kinderlied, wen haben nicht die

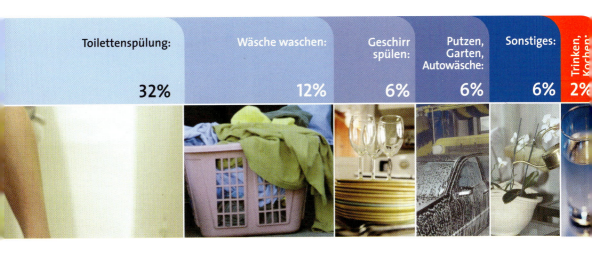

Eltern gemahnt, vor dem Zubettgehen zumindest das Gesicht zu waschen und die Zähne zu putzen. Tatsächlich hat die Nutzung des Leitungswassers als Brauchwasser im Vergleich zum Trinkwasser einen erheblich höheren Stellenwert, verwenden wir doch nur zwei Prozent des Leitungswassers als Trinkwasser. Dennoch müssen die Stadt- und Wasserwerke 100 Prozent des Leitungswassers in Trinkwasserqualität liefern!

Es ist bedauerlich, dass die öffentliche Wasserversorgung von vornherein nur auf ein gemeinsames Wassernetz für Brauchwasser und Trinkwasser angelegt wurde.
Die Wasserwerke müssen also einen Wasserqualitäts-Standard schaffen, der nur für zirka zwei Prozent des Wasserverbrauchs notwendig ist.

Wasser

ist mehr...

als eine chemische Formel

Wasser ist die Grundlage allen Lebens. Ohne Wasser kann nichts entstehen, nichts wachsen, nichts gedeihen. Ohne Wasser wäre die Erde eine trockene Wüste, ohne Pflanzen, ohne Tiere, ohne Menschen. Ohne Wasser gäbe es keine Städte, keine Flugzeuge, keine Computer. Und vor allem keine Gesundheit. Denn Wasser ist die treibende Kraft nicht nur außerhalb, sondern auch innerhalb unseres Körpers.

Deswegen wird man dem Element Wasser nicht gerecht, wenn es lediglich auf die chemische Formel H_2O reduziert wird. Denn: Die Menge der Aufgaben, die Wasser erfüllt, ist unendlich, und so ist Wasser auch mehr als eine endliche Formel – es ist der Treibstoff des Lebens.

Wasser – ein außergewöhnliches Element

Physikalisch betrachtet ist Wasser ein höchst eigenartiger Stoff, weil es sich in keinem Punkt so verhält, wie es die Forscher im Vergleich zu ähnlichen chemischen Verbindungen erwarten würden. Der Siedepunkt des Wassers zum Beispiel müsste nach den Gesetzen der Physik bereits bei tiefen Minusgraden liegen. Wasser verdampft aber tatsächlich erst bei 100 Grad Celsius. Wenn Wasser gefriert, also in seinen festen Zustand übergeht, dehnt es sich aus, statt sein Volumen zu verringern, wie das bei anderen Verbindungen der Fall ist. Chemisch betrachtet besteht Wasser zu zwei Teilen aus positiv geladenem Wasserstoff und zu einem Teil aus negativ geladenem Sauerstoff.

Wasser verhält sich in keinem Punkt so, wie Wissenschaftler es im Vergleich zu ähnlichen Verbindungen erwarten würden

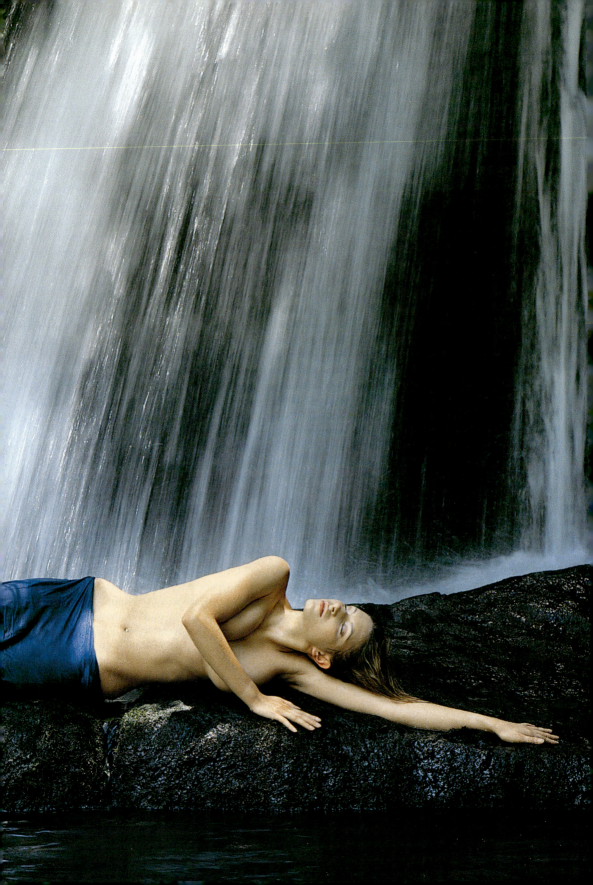

Wasser ist mehr...

Positiv und negativ geladene Teilchen ziehen sich an, es bilden sich Wasserstoffbrücken, die so genannten Cluster. Aufgrund der Wasserstoffbrücken müsste Wasser eigentlich ein Festkörper sein. Nachdem sich aber ein Teil der Wasserstoffbrücken immer wieder löst, um sich gleich wieder neu zu binden, bleibt das Wasser flüssig, obwohl es völlig vernetzt ist. Wasser kann deshalb als ein flüssiger Kristall bezeichnet werden.

Die Informationskraft des Wassers

Dieses vertraute und doch so rätselhafte Element Wasser kann aber noch viel mehr. Durch seine ganz besondere physikalische Struktur als flüssiger Kristall kann es Frequenzmuster anderer Stoffe aufnehmen, speichern und weitergeben. Verantwortlich dafür werden die Wasserstoffbrücken gemacht. Mit diesen revolutionären neuesten Forschungsergebnissen wird auch die Wirkungsweise der Homöopathie erklärt. Wasser reagiert wie eine sensible Antenne auf alles aus seinem Umfeld. Selbst kosmische Gegebenheiten wie Planetenkonstellationen oder Mondphasen haben einen Einfluss auf das Wasser, wie wissenschaftliche Untersuchungen gezeigt haben. Mittlerweile scheint es tatsächlich erwiesen, dass Wasser eine Art „Gedächtnis" hat, Informationen speichern und diese weitergeben kann. Leider nicht nur gute, sondern auch schlechte. Der Diplomphysiker Doktor Wolfgang Ludwig konnte in seinen Wasseranalysen nachweisen, dass Wasser selbst nach einer Entfernung der Schadstoffe immer noch deren elektromagnetische Schwingungen enthielt. Nicht die chemischen Substanzen sind es dann, die auf den menschlichen Organismus einwirken, sondern die schädlichen elektromagnetischen Frequenzen der Schadstoffe. Sogar positive und negative Gefühle und Gedanken, aufmunternde oder lähmende Worte, harmonische oder chaotische Musik beeinflussen die Wasserstruktur. Dies bewies der japanische Wasserforscher Dr. Masaru Emoto

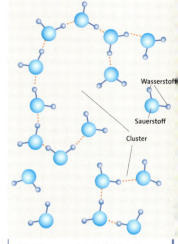

Die Wassermoleküle bilden über Wasserstoffbrücken immer wechselnde Verbindungen, die so genannten Cluster

Neueste wissenschaftliche Untersuchungen beweisen: Aufgrund seiner kristallinen Struktur kann Wasser Informationen speichern

15

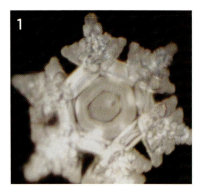 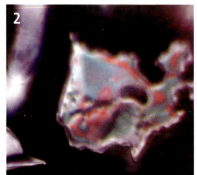 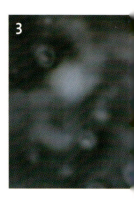

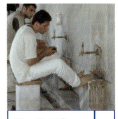

Rituelle Fußwaschungen vor dem Moscheebesuch

mit eindrucksvollen Kristallbildern. Nach Emoto hat Wasser nicht nur ein Gedächtnis, sondern auch eine „Seele".

Lässt man diese Erkenntnisse auf sich wirken, so erscheinen viele Dinge, die wir zuvor vielleicht belächelten, in einem völlig neuen Licht: das Beten vor dem Essen, das Weihwasser, die Taufe, rituelle Waschungen ...

Beeinflusst wird aber nicht nur die Struktur des Wasser, das wir zu uns nehmen, sondern auch wir selbst. Denn unser Körper besteht ja zu zirka 70 Prozent aus Wasser. Die Macht unserer Gedanken, Gefühle und des gesprochenen Wortes bekommt eine ganz neue Dimension, wenn wir uns dieser Tatsache bewusst sind.

Die Aufgaben des Wassers in unserem Körper

Wasser hat für uns einen ganz besonderen Stellenwert. Es durchdringt jede unserer Körperzellen und ermöglicht erst die Kommunikation der unterschiedlichen Zellverbände. Wasser regelt alle Funktionen des Organismus, zum Beispiel Körperaufbau, Stoffwechsel, Verdauung, Herz-Kreislauf-Funktion und vieles mehr. Wasser ist aber auch für unser Bewusstsein verantwortlich und macht unsere Denkvorgänge, Gefühle und Stimmungslagen erst möglich. Das Wasser ist der Träger aller körperlichen und geistigen Funktionen. Chemisch betrachtet wirkt Wasser als Lösungs-, Transport- und Reinigungsmittel. Es

Wasser ist mehr...

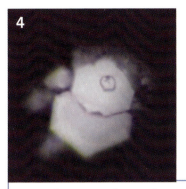 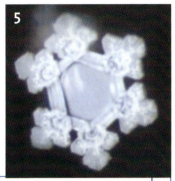

1 Kristall von Eis aus der Antarktis; geschätztes Alter: 370.000 Jahre
2 Berliner Leitungswasser; kaum ein Ansatz von Kristallbildung
3 Londoner Leitungswasser; erinnert an den legendären Nebel dieser Stadt
4 und 5 Wiener Leitungswasser; zwischen den beiden Bildern liegen drei Jahre. Erfreulich zu sehen, wie schnell sich die Qualität bessern kann

fördert die Entschlackung, transportiert Nährstoffe, beseitigt Abbauprodukte aus dem Stoffwechsel, hält den osmotischen Druck der Zellen aufrecht und reguliert die Körpertemperatur. Alle Stoffwechselvorgänge in unserem Körper können nur mit Hilfe von Wasser ablaufen.

Die Ausscheidung von Giftstoffen über Nieren, Darm, Haut und Lunge kann nur in Verbindung mit Wasser erfolgen. Innerhalb von 24 Stunden fließen 1.400 Liter Blut durch unser Gehirn, im selben Zeitraum werden unsere Nieren von 2.000 Litern Blut durchströmt. Dabei scheidet der Mensch etwa eineinhalb bis zweieinhalb Liter Wasser täglich aus. Diesen Flüssigkeitsverlust müssen wir durch Trinken wieder ersetzen.

Wie viel Wasser sollen wir trinken?

Wasser brauchen wir Tag für Tag, damit unser Körper optimal funktioniert. Mehr als zwei Liter davon sollten Sie täglich zu sich nehmen, damit die Organe ihre Aufgaben erfüllen können. Als Faustregel gilt: 30 ml Wasser pro Kilogramm Körpergewicht. Wenn Sie also 70 kg wiegen, sollten Sie wenigstens 2,1 Liter

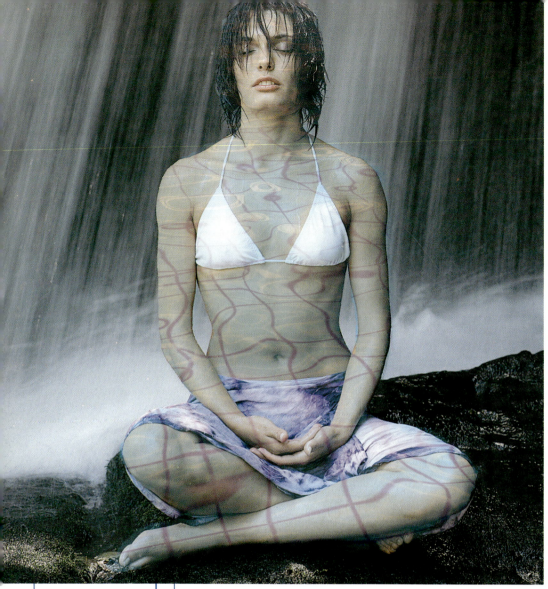

Der Mensch – ein Wasserwesen

Wasser am Tag trinken. Wenn sich Ihre individuelle Wasserbilanz in Richtung Wassermangel bewegt, verlangsamen sich Stoffwechselprozesse und andere Körperfunktionen, Zellen trocknen aus, und der Alterungsprozess wird rasant beschleunigt. Giftstoffe sammeln sich an, lagern sich in Gelenken, Gefäßen oder im Bindegewebe ab und verursachen Beschwerden wie Kopf- und Gelenkschmerzen oder Cellulite. Der iranische Arzt Faridum Batmanghelidj, Autor des bekannten Buches „Wasser die gesunde Lösung", sieht die Ursache vieler chronischer Erkrankungen in der Austrocknung des Körpers. Seine

Wasser ist mehr...

Devise lautet: „Sie sind nicht krank, sondern durstig." In seinem Buch beschreibt er Heilungen der unterschiedlichsten Beschwerden wie Magengeschwüre, Allergien, Rückenschmerzen oder Depressionen ausschließlich durch Wassertrinken. Er rät, jeweils eine halbe Stunde vor und zweieinhalb Stunden nach jeder Hauptmahlzeit zu trinken. Koffeinhaltige Getränke wie Kaffee oder Cola bezeichnet er als besondere Gefahr für die Gesundheit, weil sie den Körper entwässern, statt ihn mit Flüssigkeit zu versorgen.

Wassermangel ist die Ursache vieler körperlicher Leiden und beschleunigt den Alterungsprozess des Menschen rapide

Die optimale Wasserqualität

Aber nicht nur die Wassermenge, die Sie täglich trinken sollen, ist wichtig, sondern auch die Wasserqualität. Um seine Aufgaben im Körper erfüllen zu können, sollte Wasser reif, rein, schadstofffrei, mit wenigen Mineralien angereichert, schmack-

---

Die Fähigkeiten des Wassers

- Wasser lässt alle Zellen des menschlichen Organismus miteinander kommunizieren
- Wasser wirkt entgiftend und ausleitend, also reinigend
- Wasser transportiert Nähr- und Schlackenstoffe im Körper
- Wasser transportiert Sauerstoff und Kohlendioxid im Körper
- Wasser wirkt als Füll- und Polsterstoff
- Wasser hält den osmotischen Druck der Zellen aufrecht
- Wasser reguliert den Elektrolythaushalt
- Wasser regelt die Körpertemperatur
- Wasser speichert elektromagnetische Schwingungen
- Wasser ist ein Informationsträger
- Wasser beeinflusst alle körperlichen und geistig-seelischen Funktionen

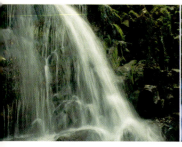
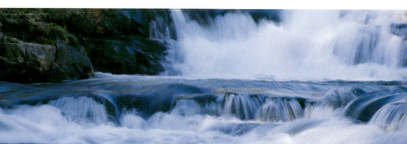

haft und voller Energie und Information sein. Wässer mit diesen Eigenschaften finden wir heute nur noch selten – wenn, dann meist in den Bergen. Es handelt sich hierbei um artesische Quellen, deren Wasser frei fließend aus der Erde entspringt. Während seiner jahrhundertelangen Reise durch die Erde reinigt sich dieses Wasser von Schadstoffen und reichert sich gleichzeitig mit Energie und Informationen an. Dabei fließt das Wasser niemals geradeaus, sondern immer in Spiralform. Durch diese so genannte mäanderförmige Bewegung entstehen die levitanten Kräfte, die es dem Wasser ermöglichen, als reife Quelle auch in 2.000 Metern Höhe noch ans Tageslicht zu gelangen. Reifes Wasser besitzt eine stark ausgeprägte kristalline Struktur, und daher verfügt es über eine hohe Selbstreinigungskraft. So erklärt man sich auch, warum sich etwa vorhandene Bakterien in diesem Wasser praktisch nicht vermehren können. Reife Wässer sind nahezu unbegrenzt haltbar. Die Oberflächenspannung des reifen Wassers ist gering und dadurch die Reinigungs- und Lösungskraft sehr hoch. Reifes, reines Wasser, frisch an der Quelle abgefüllt, das sich Jahrhunderte im Erdreich mit Energie und allen Informationen angereichert hat, wäre also das beste und gesündeste Wasser.

Das Wasserangebot

Leider ist es den meisten Menschen nicht möglich, dieses frische Quellwasser zu genießen. Immer häufiger sind diese Quellen,

Wasser ist mehr ...

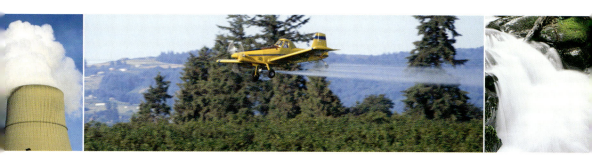

besonders in dicht besiedelten Gebieten durch schmutziges Oberflächenwasser oder durch Landwirtschaft und Industrie, verunreinigt und deshalb ungenießbar, oder aber der Weg zur Quelle ist zu weit und zu beschwerlich.

Eine Alternative sind gute, stille Flaschenwässer, doch für viele ist dies aus den unterschiedlichsten Gründen nicht praktikabel. Für kinderreiche Familien mit einem großen Bedarf ist das Ganze nicht zuletzt eine finanzielle Frage, denn der Kauf von Flaschenwässern geht ganz schön ins Geld. Bereits heute kostet ein Liter guten Quellwassers in Flaschen abgefüllt einen Euro und mehr. Gehen wir von einer vierköpfigen Familie und einem Trinkwasserbedarf von zwei Litern pro Kopf und Tag aus, dann sind das immerhin 250 Euro pro Monat. Eine Summe, die für viele Familien nicht mehr erschwinglich ist. Zu den hohen Kosten kommt noch die oft lästige und beschwerliche Schlepperei der Wasserträger hinzu. Und außerdem: Wer kocht schon mit Flaschenwasser Speisen wie Suppe, Kartoffeln, Gemüse, seinen Tee oder Kaffee? Auch stellt sich die Frage, ob ein Wasser, das tausende von Kilometern quer durch Europa gefahren wurde, überhaupt noch seinen ursprünglichen Informationsgehalt in sich trägt. Ganz zu schweigen von der Umweltbelastung, die dieser Transport mit sich bringt.

Aus diesen Gründen liegt es nahe, auf das Leitungswasser zurückzugreifen. Doch welche Qualität hat unser Leitungswasser? Ist es als Trinkwasser überhaupt geeignet?

Bei einer mehrköpfigen Familie kann der regelmäßige Konsum von qualitativ gutem Flaschenwasser zum finanziellen Problem werden

Die

Die Qualität...

Qualität...
unseres Leitungswassers

Die deutsche Trinkwasserverordnung

Unser Leitungstrinkwasser steht unter staatlichem Schutz. Mit der deutschen Trinkwasserverordnung (TrinkwV) wird ein einheitlicher Qualitätsstandard geschaffen, der uns sauberes und gesundes Trinkwasser sichern soll.

Dieses „Reinheitsgebot" – die Trinkwasserverordnung (TrinkwV) – ist ein umfangreiches Gesetzeswerk, das sicherlich so manchen Wasserwerker gepeinigt hat. Mit der Einhaltung der gesetzlichen Grenzwerte und durch laufende Kontrollen soll eine unbedenkliche Qualität des Leitungswassers gewährleistet werden.

Aber es gibt Kritikpunkte, zum Beispiel die scheinbar willkürliche Festlegung der Grenzwerte bezüglich der Menge und Anzahl der zu untersuchenden Stoffe. Kritisch ist dies gerade angesichts der riesigen Anzahl chemischer Verbindungen, die ohnehin, ohne jemals analysiert zu werden, ins Wasser gelangen können. Diese sind in der TrinkwV nicht aufgeführt, und deshalb wird auch nicht nach ihnen gefahndet.

Viele chemische Verbindungen und Stoffe sind in der Trinkwasserverordnung nicht erfasst – und deshalb wird auch nicht nach ihnen gefahndet

Trotz Unkenntnis darüber, welche Stoffe sich tatsächlich im Wasser befinden und wie sie auf den Menschen wirken, bestimmt der Gesetzgeber, was im Trinkwasser in welchen Mengen enthalten sein darf. So war etwa lange nicht bekannt, dass sich Rückstände von Medikamenten im Trinkwasser befinden können. Dennoch – im Vergleich zu vielen anderen Ländern – ist unsere Trinkwasserverordnung sicherlich eine sinn-

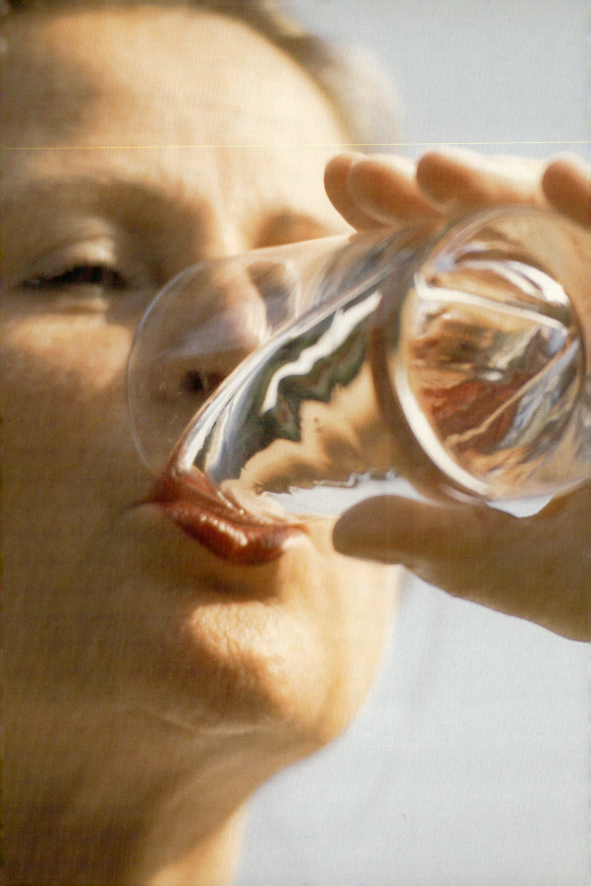

Die Qualität...

volle Verordnung, und sie bietet den Wasserwerken klare Prüfkriterien. Wir haben die aktuellen Werte der Wasseranalysen deutscher Stadt- und Wasserwerke mit den Grenzwerten der TrinkwV verglichen. Das Ergebnis war nicht überraschend: Alle berichtenden Stadt- und Wasserwerke haben die offiziellen Grenzwerte – geprüft im Wasserwerk – unterschritten, zum großen Teil sogar erheblich. Diese Werte bedeuten nun aber nicht, dass das Trinkwasser nach allen Kriterien gesund und unbedenklich ist. Wir erfahren vielmehr, dass die Wasserwerke und Wasserversorger ihren Auftrag, Trinkwasser im Rahmen der Grenzwerte der Trinkwasserverordnung zu liefern, meist erfüllen. Doch was bedeutet das? Zum einen stellt sich die Frage nach der Definition der Grenzwerte, zum anderen die, welche Parameter überhaupt erfasst werden.

Was taugen die Grenzwerte?

Die gesetzlich festgelegten Grenzwerte der Trinkwasserverordnung (TrinkwV) sollen Ihnen garantieren, dass Sie Ihr Leitungswasser bedenkenlos als Trinkwasser nutzen können. Doch worauf beziehen sich diese Grenzwerte, wie wurden sie festgelegt, und was bedeuten sie für unseren Körper? Die Grenzwerte der TrinkwV beziehen sich lediglich auf einen Teil der chemischen Zusammensetzung des Leitungswassers. Für eine Qualitätsbeurteilung aller denkbaren Inhaltsstoffe ist das aber nicht genug.

Im Rahmen der gesetzlichen Vorschriften erfüllen die Wasserwerke die Kriterien der Trinkwasserverordnung

Wie werden die Grenzwerte festgelegt?

Für die Festlegung auf einen Grenzwert gibt es kein allgemein gültiges, vorgeschriebenes Verfahren. Unterschiedlichste Erfahrungen, Ansichten, Erkenntnisse und Meinungen fließen in das Verfahren der Grenzwertfestlegung ein. Treffend steht hierzu im Brockhaus (19. Auflage, Stichwort „Grenzwert"): „[...] Das Verfahren der Festlegung von Grenzwerten ist eben-

Beispiele für Kritik an der TrinkwV:

- In der TrinkwV wird ein Kupfergehalt im Trinkwasser von 2,0 mg/l als gesundheitlich unbedenklich ausgewiesen. Die Empfehlung der Europäischen Union liegt aber bei 0,1 mg/l für Säuglinge.

- Der Grenzwert für Aluminium liegt laut TrinkwV bei 0,2 mg/l. Bei einem Konsum von 100 l dürften also 20 mg Aluminium im Trinkwasser enthalten sein. Angesichts der bekannten Auswirkungen von Aluminium besonders auf das Gehirn scheint dieser Wert bedenklich hoch angesetzt.

- Nach der TrinkwV dürfen in einem Liter Trinkwasser 50 mg/l Nitrat enthalten sein. Nach Aussagen vieler Ärzte ist dieser Wert entschieden zu hoch. Die Mediziner fordern allgemein, dass der Nitratgehalt unter 10 mg/l liegen sollte. Auch die Weltgesundheitsorganisation (WHO) hat für Kinder einen Nitrat-Grenzwert von 10 mg/l festgelegt. Dieser Wert ist auch für die Mineral- und Tafelwasserverordnung verbindlich. In der neuen Trinkwasserverordnung (gültig ab 1. Januar 2003) wurde der Zusammenhang zwischen Nitrat und Nitrit berücksichtigt, indem ein maximaler Summenwert festgelegt wurde.

- Bis heute gilt für Blei ein Grenzwert von 0,04 mg/l. Mit der neuen Trinkwasserverordnung wird der Grenzwert stufenweise auf 0,01 mg/l gesenkt, allerdings mit einer Übergangsfrist von 15 Jahren! Ist Blei in der Zukunft giftiger als heute?

- Für viele gesundheitsgefährdende Stoffe, zum Beispiel Medikamentenrückstände, hormonähnliche Stoffe, Asbestfasern etc., deren Vorkommen im Trinkwasser heute schon bekannt ist, gibt es keine Grenzwerte.

Die Qualität...

so umstritten wie viele Grenzwerte selbst, da z.B. Wissenschaftler unterschiedliche Einschätzungen der Schädlichkeit bestimmter Schadstoffe haben und Grenzwerte politisch ausgehandelte Kompromisse darstellen zwischen ökologisch und gesundheitlich (toxikologisch) Gebotenem, technisch Möglichem, finanziell Tragbarem, wirtschaftlich und politisch (auch international) Vertretbarem. [...]"

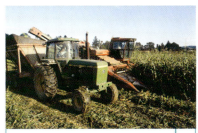
Dünger und Schädlingsbekämpfungsmittel aus der Landwirtschaft können das Grundwasser belasten

Grenzwerte sind gesetzlich akzeptierte Schadstoffmengen

Die festgelegten Werte stellen nach Ansicht der zuständigen Kommission der Trinkwasserverordnung Konzentrationen dar, die die menschliche Gesundheit auch bei lebenslanger Aufnahme nicht schädigen sollen.

Deshalb bedeuten die Grenzwerte im Grunde genommen nur, dass bestimmte Mengen gesundheitsschädlicher Substanzen im Trinkwasser vom Gesetzgeber akzeptiert werden, weil er annimmt, dass sie in dieser Konzentration für den Organismus unschädlich seien. Wechselwirkungen, Summationen, Kumulationen, energetische und informelle Wirkungen werden in der gesetzlichen Trinkwasserverordnung nicht erfasst oder berücksichtigt.

Die Trinkwasserverordnung erfasst nicht die Wechselwirkung verschiedener Stoffe sowie deren informelle und energetische Wirkungen

Schadstoffe reichern sich im Körper an

Schwermetalle wie Aluminium, Blei, Kupfer, Quecksilber oder Cadmium können sich im Laufe der Zeit im Körper anreichern. Viele Stoffe werden zusätzlich zum Leitungswasser auch mit unserer täglichen Nahrung aufgenommen. Diese Tatsache wurde bei der Festlegung der Grenzwerte für Schwermetalle in der Trinkwasserverordnung überhaupt nicht berücksichtigt.

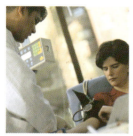
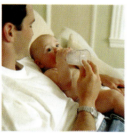
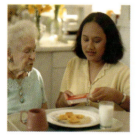

Die individuelle Entgiftungsfähigkeit

Lässt die statistische Betrachtung der Grenzwertfestlegung nicht Sie als Individuum außer Betracht? Ihre persönliche Entgiftungs- und Ausscheidungsfähigkeit, Ihre persönliche Regulationsfähigkeit, Ihre persönliche Gifttoleranz? Das ist es doch: Im Endeffekt geht es nicht um wissenschaftlich ermittelte und statistisch abgesicherte Durchschnittswerte, sondern es geht um Sie: um Ihre ganz persönliche Reaktion auf die Inhaltsstoffe des Trinkwassers, um Ihre ganz persönliche Fähigkeit, diese Stoffe zu entgiften und wieder auszuscheiden. Das hat etwas mit Organfunktionen zu tun und nicht mit pauschal festgelegten Grenzwerten. Ist Ihre Ausscheidungsfunktion geschwächt, kann auch ein geringer Grenzwert zu viel sein.

Was die Wirksamkeit kleiner Mengen angeht, denken Sie nur an Hormone, die schon in winzigen Dosen körperliche Wirkungen erzielen! Maßstab für die Zumutbarkeit bestimmter Substanzen und ihrer elektromagnetischen Schwingungen im Trinkwasser können deswegen nur die individuelle Belastungssituation sowie die individuelle Entgiftungs- und Ausleitungsfähigkeit sein. Da diese jedoch sehr unterschiedlich sind, bieten die Grenzwerte keinerlei Garantie für die Unbedenklichkeit der im Trinkwasser enthaltenen Stoffe.

Toxische und allergisierende Wirkungen des Trinkwassers hängen also wesentlich von unserer individuellen Regulationsfähigkeit ab, die wiederum konstitutions- und altersbedingt ist, sowie von weiteren Belastungsfaktoren, zum Beispiel aus der Umwelt. So reagieren Säuglinge, Kinder, Alte und Kranke besonders empfindlich – für alle gelten aber die gleichen festgelegten Grenzwerte.

Einzelstoffe treten in Wechselwirkung

In den Grenzwertfestlegungen werden immer nur Einzelstoffe untersucht. Leitungswasser enthält aber eine Vielzahl von

Die Qualität ...

Stoffen. Diese treten – nicht nur im menschlichen Körper – miteinander in Wechselwirkung und erzeugen dadurch ganz andere Effekte als Einzelstoffe. Diese Wechselwirkungen sind aber auch den Wissenschaftlern zumeist völlig unbekannt. Eine der wenigen Untersuchungen hierzu wurde an der Universität Oldenburg durchgeführt[1]. Die Ergebnisse der Studie belegen eindeutig, dass bei Wechselwirkungen (Synergien) schon deutlich geringere Mengen je Schadstoff ausreichen, um langfristig schädliche Wirkungen hervorrufen zu können. Für Kupfer konnte in Synergie-Versuchen mit verschiedenen anderen Stoffen beispielsweise schon eine eindeutige toxische Wirkung ab 0,4 mg/l nachgewiesen werden (Vergleich: In der heutigen TrinkwV gilt ein Richtwert von 3 mg/l, ab 2003 liegt der Grenzwert für Kupfer bei 2 mg/l).

Schadstoffe auf dem Weg zum Wasserhahn

Die neue Trinkwasserverordnung tritt am 1. Januar 2003 in Kraft. Zum ersten Mal wird hier in einem Gesetz zum Trinkwasser berücksichtigt, dass Schadstoffe auf dem Weg vom Wasserwerk zur Entnahmestelle in das Trinkwasser gelangen können. In den bisherigen Verordnungen wurden Grenzwerte festgelegt und deren Einhaltung im Wasserwerk überprüft. In der neuen Trinkwasserverordnung wird weiterhin im Wasserwerk geprüft, ergänzt wird dies aber um eine Überprüfung im Haushalt. Gemessen werden hierbei diejenigen Stoffe, die erst durch die Hauptleitung und insbesondere durch die Hausleitungen in das Trinkwasser gelangen können. Die neue Trinkwasserverordnung unterscheidet daher bei der Festlegung der Grenzwerte „chemische Parameter, deren Konzentration sich im Verteilungsnetz einschließlich der Hausinstallation in der Regel nicht mehr erhöht" und „chemische Parameter, deren Konzentration im Verteilungsnetz einschließlich der Hausinstallation ansteigen kann".

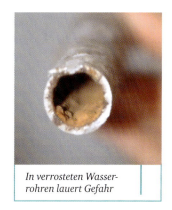

In verrosteten Wasserrohren lauert Gefahr

[1] Studie auf Seite 136

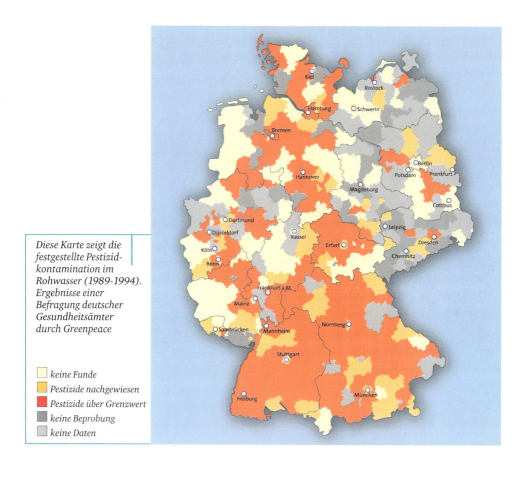

Diese Karte zeigt die festgestellte Pestizidkontamination im Rohwasser (1989-1994). Ergebnisse einer Befragung deutscher Gesundheitsämter durch Greenpeace

- keine Funde
- Pestizide nachgewiesen
- Pestizide über Grenzwert
- keine Beprobung
- keine Daten

Viele Inhaltsstoffe werden nicht erfasst

Obwohl es bis zu 2000 verschiedene Rückstandsstoffe im Leitungswasser gibt, erfasst die Trinkwasserverordnung nur zirka 100 dieser Stoffe

Die in der TrinkwV aufgeführten Stoffe stellen nur einen kleinen Teil der im Wasser tatsächlich vorhandenen Stoffe dar. Jährlich werden alleine in Deutschland in der Landwirtschaft zigtausend Tonnen Pestizide und Fungizide eingesetzt. Es wird geschätzt, dass je nach Rohwasserentnahmeort (Grund- oder Oberflächenwasser) einige hundert bis mehrere tausend chemischer Stoffe im Wasser enthalten sind. Diese sind oft gar nicht bekannt, und zumeist existieren auch keine praktikablen Analysemethoden zu ihrem Nachweis. Aber auch die nicht erfassten

Die Qualität ...

Stoffe haben ihre Wirkungen und Wechselwirkungen! Professor Wassermann, Leiter des Toxikologischen Instituts der Universität Kiel, wies darauf hin, dass bis zu 2.000 verschiedene Rückstandsstoffe aus der chemischen Industrie im Leitungswasser zu finden sind, während in der Trinkwasserverordnung nur zirka 100 Stoffe bzw. Stoffgruppen aufgelistet und untersucht werden.

Schadstoffschwingungen bleiben unberücksichtigt

Der Diplomphysiker Doktor Wolfgang Ludwig stellte fest, dass das Wasser trotz chemischer Reinigung noch bestimmte negative Signale der entfernten Schadstoffe enthielt, die je nach Wellenlänge für die Gesundheit schädlich sein können. Das bedeutet, dass selbst nach einer perfekten chemischen Reinigung des Wassers von Schadstoffen deren gesundheitsschädigende Wirkung noch keineswegs aufgehoben ist. Vielmehr hat sich die Gesamtbelastung des Wassers nur um eine – wenn auch sehr wichtige – Dimension, nämlich die chemisch-materielle, verringert.

Dieses Wissen gibt der Diskussion um Grenzwerte und Anforderungen an das Trinkwasser eine neue Dimension. Es geht nicht mehr nur darum, welche Stoffe in welcher Menge im Trinkwasser enthalten sind oder waren, sondern es geht auch und besonders um die Fähigkeiten des Wassers als Informationsträger.

Da Wasser ein Informationsträger ist, verbleiben nach der chemischen Reinigung die negativen Schwingungen des entfernten Stoffes im Wasser erhalten

Strukturveränderungen durch Leitungsdruck

Vom biophysikalischen Standpunkt aus betrachtet, leidet die Qualität unseres Leitungswassers aber auch unter dem Umstand, dass es überhaupt durch Leitungen fließt. Bereits 80 Meter in der Rohrleitung bewirken, dass der Rohrleitungsdruck die Eigenbewegung des Wassers durch das Druckverhältnis größtenteils zerstört. Durch den verstärkten Druck

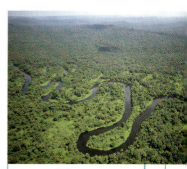

Ein natürliches Gewässer fließt immer mäanderförmig

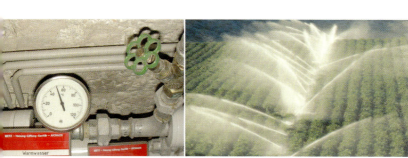

Im Gegensatz zu natürlichem Wasser ist unser Leitungswasser anderen Bewegungs- und Druckverhältnissen ausgesetzt, was zur Veränderung der Wasserstruktur führt

bedingt, können die Wassermoleküle ihre natürliche Struktur nicht bewahren. Was dabei genau passiert, kann – ähnlich wie bei der Belebung des Wassers – noch nicht exakt beschrieben werden. Jedoch ist auf der Grundlage der Forschungen von Schauberger, Hacheney und anderen Wissenschaftlern, die Grenzbereiche erforschen, inzwischen zumindest ein sehr plausibles theoretisches Modell entstanden.

Werden die Bedingungen von Wasser in der Natur mit den Rahmenbedingungen von Leitungswasser verglichen, fallen insbesondere zwei wesentliche Unterschiede auf: Während Wasser in der Natur in einer stetigen, sich ständig ändernden Bewegung ist, wird Leitungswasser dazu „gezwungen", sich lediglich in eine Richtung zu bewegen. Beachtenswert ist, dass selbst in einem natürlichen ruhenden Gewässer (zum Beispiel einem See mit geringem Zu- und Ablauf) das Seewasser mindestens durch Temperaturveränderungen in einem stetigen Bewegungsprozess bleibt.

Der zweite wesentliche Unterschied zwischen natürlichem Wasser und Leitungswasser ist der Druck, dem das Wasser jeweils ausgesetzt wird. In der Natur steht Wasser nur äußerst selten unter so hohem Druck wie Leitungswasser (mit bis zu 6 bar Dauerdruck).

Die Auswirkungen dieser beiden wesentlichen Unterschiede – Druck und Bewegung – führen nach der anerkanntesten Theo-

Die Qualität ...

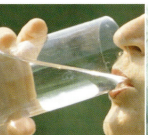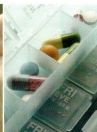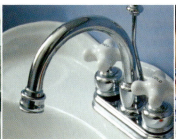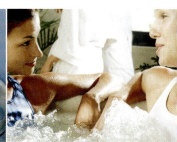

rie zu einer Veränderung der Wasserstruktur. Unter dem Druck werden die Clusterstrukturen des Wassers komprimiert. Dies führt unter anderem zu einer Erhöhung der Oberflächenspannung. Die fehlende Beweglichkeit des Wassers im Wasserrohr verhindert zusätzlich eine Neustrukturierung.

Tritt nun zusammengepresstes Leitungswasser aus dem Wasserhahn, so kann sich das Wasser nicht allein durch das Fehlen von Leitungsdruck neu strukturieren, da die Cluster verklumpt sind. Erst wenn das Wasser wieder ausreichend bewegt wird (oder über Belebung wieder strukturiert wird), können sich neue und feinere Strukturen bilden.

Versuche mit speziell geformten Spiralrohren in der Wasserleitung haben ergeben, dass unter Druck stehendes Leitungswasser durch die spiralförmige Bewegung des Wassers in den Clusterstrukturen deutlich weniger verklumpt und damit natürlichem Wasser in der Struktur ähnlicher wird.

Insgesamt kann also davon ausgegangen werden, dass der Druck des Leitungswassers sowie die unnatürliche Bewegung des Wassers in den Rohren zu einer Veränderung führt, die für die physikalische Wasserqualität negativ ist.

Physikalische Parameter des Wassers

Neben der chemischen Analyse des Wassers, bei der Schadstoffe und Mineralien bestimmt werden, zieht man physika-

Die bioelektronische Wasseranalyse nach Professor Vincent

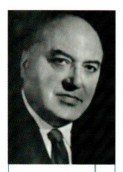
Professor Louis Claude Vincent

- Der französische Hydrologe Professor Louis Claude Vincent stellte fest, dass ein Zusammenhang zwischen Trinkwasserqualität und Erkrankungs- bzw. Sterblichkeitsrate besteht. In langjährigen Versuchen konnte er nachweisen, dass Krankheit und Sterblichkeit umso höher waren, je schlechter die Qualität des getrunkenen Wassers war. Diese Wasserqualität bestimmte er mit drei Parametern: dem pH-Wert, dem Redoxpotenzial und dem elektrischen Widerstand.

- Nach Vincent liegt der ideale pH-Wert des Trinkwassers im leicht sauren Bereich zwischen 6,5 und 6,8. Neuere Erkenntnisse belegen jedoch, dass der günstigste Bereich um den Neutralwert von 7 liegt.

- Das Redoxpotenzial, der rH_2-Wert, gibt den Grad der Oxidation, abhängig von der Menge der Elektronen, an. Je niedriger der Wert (die Skala reicht von 0 bis 42), desto mehr Elektronen enthält das Wasser. Der neutrale rH_2-Wert ist 28. Nach Vincent liegt der ideale rH_2-Wert bei 24 bis 26.

- Der elektrische Widerstand (r-Wert), gemessen in Ohm, gibt den Grad der gelösten Inhaltsstoffe des Wassers an. Je höher der Widerstand, desto geringer die Menge der enthaltenen, gelösten Bestandteile. Hauptsächlich werden mit diesem Verfahren Mineralien gemessen. Die Mineralien und alle anderen Inhaltsstoffe sind im Wasser zum Teil in ihre Ionen aufgespalten, sie liegen also in ihrer elektrisch geladenen Form vor. Je mehr Mineralien in ionisierter Form im Wasser enthalten sind, desto niedriger ist der Widerstand und somit der Ohmwert. Der ideale Wasserwiderstandswert nach Vincent liegt über 6.000 Ohm bzw. unter 165 µS. Ein µS = 1/1 Ohm x 10^6. Nach Vincent bedeutet das, dass Wasser dann optimal ist, wenn es wenig Mineralien enthält.

Die Qualität ...

lische Parameter zur Qualitätsbestimmung des Wassers heran. Hierbei handelt es sich in erster Linie um die Wassertemperatur, den pH-Wert und den Leitwert des Wassers.

Die Wassertemperatur ist für die Einstufung bestimmter Analysewerte wichtig. So ist zum Beispiel die Sauerstoffbindung des Wassers oder das Bakterienwachstum temperaturabhängig. Der pH-Wert ist ein Maß für die Anzahl der Wasserstoff-$H+$-Ionen (= Anzahl von Protonen) pro Liter. Er dient zur Bestimmung des Säure-Basen-Verhältnisses. Der ideale pH-Wert liegt zwischen 6.5 und 7.5, also um den Neutralwert von 7. Der Leitwert oder die Leitfähigkeit von Stoffen wird in Siemens (S) gemessen. Bei Wasser wird der Messwert in „Mikrosiemens" angegeben. Dabei ist der Leitwert abhängig vom Mineralgehalt des Wassers. Je höher die Mineralisation, desto höher ist auch der Leitwert.

Schadstoffe im Wasser

Die Einordnung von Stoffen im Trinkwasser in die Gruppen „schädlich" und „gesund" ist überaus schwierig. Denn nicht nur die Art des Stoffes ist von entscheidender Bedeutung, auch die jeweilige Menge nimmt Einfluss auf die potenziell schädliche Wirkung. Und dabei bedeutet nicht immer eine hohe Menge auch ein stärkeres Gefährdungspotenzial. Sogar geringste Mengen können, wie zum Beispiel bei polaren Pestiziden mit hormonähnlicher Wirkung beobachtet wurde, stärkere Wirkungen erzeugen als höhere Mengen, ähnlich wie bei homöopathischen Potenzierungen. Klar ist lediglich, dass Stoffe, die nicht von Natur aus im Trinkwasser enthalten sind, dort auch nichts zu suchen haben. Meistens handelt es sich hierbei um Stoffe, die durch uns Menschen in das Wasser gelangen. Hierzu zählen etwa: Schwermetalle, Pestizide und polare Pestizide, Medikamentenrückstände, Chlor- und Chlorabbauprodukte, Mikroorganismen, Asbestfasern, Nitrat und Nitrit.

Schon geringe Mengen von Schadstoffen mit hormonähnlicher Wirkung beinhalten ein nicht zu unterschätzendes Gefährdungspotenzial für den Menschen

Schwermetalle

Wasser wird in der Regel durch Leitungssysteme und Hausarmaturen mit Schwermetallen angereichert. Diese Schwermetalle sind kein natürlicher Bestandteil des Trinkwassers. Dass von ihnen eine potenzielle Gesundheitsgefährdung ausgeht, ist bekannt. Schwermetalle reichern sich vor allem in Knochen, Darm und Gehirn an. Am häufigsten werden Kupfer und Blei im Trinkwasser nachgewiesen. Auch andere Rohrmaterialien wie Edelstahl oder verzinkte Stahlrohre geben immer etwas an das Wasser ab.

Pestizide und polare Pestizide

Obwohl die organische Chlorverbindung DDT nicht mehr eingesetzt werden darf, existieren immer noch Rückstände des viel gefährlicheren Abbauproduktes p,p'-DDA

Die industrielle Form der Landwirtschaft setzt bekanntermaßen große Mengen dieser Stoffe ein. Diese Pestizide und ihre Abbauprodukte (Metaboliten) stellen ein großes technisches Problem dar. Am häufigsten findet man heute Triazine, Phenoxyessigsäure oder Carbamate. Organische Chlorverbindungen wie DDT dürfen zwar nicht mehr eingesetzt werden, allerdings findet man immer noch sein wesentlich gefährlicheres Abbauprodukt p,p'-DDA, das zu den polaren Pestiziden gehört. Diese Stoffe lassen sich mit den bekannten Methoden im Wasserwerk nicht entfernen.

Medikamentenrückstände

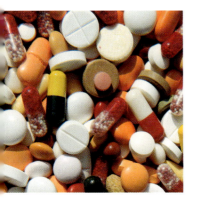

Wenn wir Menschen allopathische, chemische Medikamente schlucken, gerät ein großer Teil dieser Medikamente über Urin und Darmausscheidungen ins Abwasser. Die Abbaufähigkeit dieser Stoffe ist schlecht. Daher gelangt ein Teil des Medikamentes wieder zu uns Menschen zurück: über den Weg der Kläranlage und der Einleitung in Oberflächengewässer, über die Uferfiltration und die Anreicherung im Grundwasser sowie schließlich die Aufbereitung des Wassers im Wasserwerk samt Einspeisung ins Trinkwassernetz. Nur haben wir hierüber die Kontrolle verloren.

Die Qualität ...

Chlor und Chlorabbauprodukte

Um das Trinkwasser im Leitungsnetz vor Verkeimung zu schützen, wird bei so genannten Störfällen dem Wasser Chlor zugesetzt. Hierdurch kann man sicherstellen, dass gefährliche Keime im Wasser abgetötet werden. Chlor bleibt jedoch nicht stabil im Wasser, sondern kann sich mit sehr vielen verschiedenen anderen Wasserinhaltsstoffen zu neuen chemischen Formen verbinden. Diese Abbauprodukte sind dann das eigentliche Problem, da von ihnen eine stärkere Gesundheitsgefährdung ausgehen kann als vom Ausgangsstoff Chlor. Mittlerweile wird in Deutschland nur noch selten das Wasser dauerhaft gechlort. Auch wird in den Wasserwerken das Chlor immer häufiger ersetzt durch Chlordioxid, das weniger Abbauprodukte erzeugt.

Mikroorganismen

Unter Mikroorganismen werden alle Kleinlebewesen wie Bakterien, Viren, Pilze, aber auch Protozoen und mehrzellige Urtiere verstanden.

Bakterien sind überall und sie müssen für uns Menschen nicht unbedingt schädlich sein. Im Gegenteil: In manchen Regionen unseres Körpers, wie Mund oder Darm, sind sie sogar lebensnotwendiger Bestandteil einer gesunden Flora. Auch im reinen Quellwasser können geringe Mengen von Bakterien ein natürlicher Bestandteil des Wassers sein. Allerdings darf es sich hierbei nicht um krank machende (pathogene) Keime handeln. Zu den bekannten schädlichen Bakterien im Trinkwasser gehören etwa Escherichia coli und Enterococcus faecalis. Von diesen Keimen kann schon in geringsten Mengen eine Gesundheitsgefährdung ausgehen, und sie dürfen deshalb laut TrinkwV im Wasser nicht nachweisbar sein. In der gültigen TrinkwV ist als Grenzwert für die Gesamtkolonienzahl für alle enthaltenen Bakterien eine maximale Keimzahl von 100 KBE (Kolonie bildende Einheiten) festgelegt. Dieser Grenzwert ist in erster Linie histo-

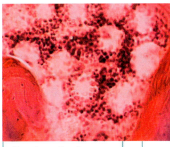

Krank machende Bakterien wie z.B. Coli-Bakterien darf Trinkwasser nicht enthalten

Nicht alle Bakterien im Wasser sind schädlich. Krank machende Keime darf es allerdings nicht einmal in geringen Mengen enthalten

risch begründet. Robert Koch hatte zur vorletzten Jahrhundertwende festgestellt: Wenn im Trinkwasser mehr als 100 KBE nachgewiesen werden, dann ist die Wahrscheinlichkeit sehr hoch, dass das Wasser pathogene Keime enthält. Da jedoch eine Mengenbestimmung in KBE sehr viel schneller gemacht werden konnte als eine Bestimmung der Bakterienart, wurde die 100 KBE-Regelung eingeführt. Dieser Blick auf die „Gesamtkeimzahl" kann jedoch nicht widerspiegeln, ob ein Wasser gesund oder ungesund ist.

Für die neue Trinkwasserverordnung ab 2003 hat der Gesetzgeber sich noch nicht endgültig entschieden, wie mit diesem Grenzwert umgegangen werden soll. Heute wird ein Trinkwasser immer zusätzlich auf die genannten pathogenen Keime hin untersucht. Sofern im Wasser gesundheitsgefährdende Bakterien enthalten sind, werden diese durch Desinfektionsmittel wie Chlor oder Chlordioxid abgetötet.

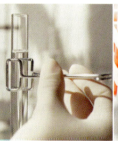
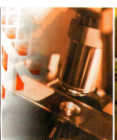
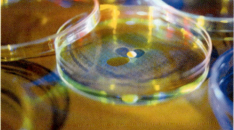
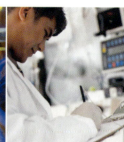

Protozoen und mehrzellige Urtiere unterscheiden sich deutlich von Bakterien. Nicht nur, dass diese Urtiere mit über $2\mu m$ wesentlich größer sind als die meisten Bakterien, es kann sich bei ihnen auch um mehrzellige Lebensformen handeln. Ihr Vorkommen im Trinkwasser deutet immer darauf hin, dass eine Havarie (Rohrbruch) oder Ähnliches auf dem Weg vom Wasserwerk bis zum Haushalt stattfand. Die bekanntesten und zudem gefährlichen Protozoen im Wasser sind beispielsweise Giardia lamblia und auch Cryptosporidien. Diese Protozoen sind resistent gegen viele Desinfektionsmittel.

Asbestfasern

Asbestfasern kommen durch Zersetzung von Asbestzementrohren in das Trinkwasser. Bis 1990 war in Deutschland der Einsatz dieser Rohre als unbedenklich eingestuft worden, da der Darm nicht eine Sackgasse wie die Lunge sei und eine Schädigung des Menschen daher ausgeschlossen wurde. Nur: Als natürlicher Bestandteil können Asbestfasern in einem Nahrungsmittel nicht gelten. Je nach Beschaffenheit des Wassers gelangen unterschiedliche Asbestmengen von den Rohren ins Wasser. Entscheidend ist offensichtlich das Kalk-Kohlensäure-Verhältnis, denn ist dieses im Gleichgewicht, kommen Asbestfasern fast nicht vor. Das erwähnte Gleichgewicht ist unter anderem vom pH-Wert abhängig. Nur sieht der Blick in die Zukunft in genau diesem Punkt sehr trübe aus, denn die neue Trinkwasserverordnung enthält für Kupfer den Hinweis: „Der Kupfergrenzwert muss nicht routinemäßig untersucht werden, wenn der pH-Wert größer oder gleich 7,4 ist." Wird zukünftig zur Einhaltung des Kupfergrenzwertes der pH-Wert entsprechend verschoben, kann dies zu einem Kalk-Kohlensäure-Ungleichgewicht führen und damit höhere Asbestfaserkonzentrationen im Trinkwasser bedeuten.

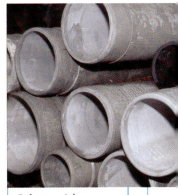

Rohre aus Asbestzement können Asbestfasern an das Trinkwasser abgeben

Nitrat und Nitrit

Spuren von Nitrat im Wasser können zwar auch geologisch bedingt sein, in der Regel sind höhere Mengen dieser Stickstoffverbindungen jedoch durch den Menschen verursacht. Massentierhaltung und Überdüngung führen zum Anstieg von Nitrat und Nitrit. In landwirtschaftlich intensiv genutzten

Gegenden sind Nitrat und Nitrit ein großes Problem. Nitrat selbst ist toxikologisch unbedenklich. Nitrat wird jedoch im Körper zu Nitrit umgewandelt, lagert sich dort irreversibel an die roten Blutkörperchen an und besetzt die Bindungsstellen für den Sauerstoff. Die roten Blutkörperchen können so ihre wichtige Aufgabe, den Sauerstoff in die Zellen zu befördern, nicht mehr erfüllen. Dies ist besonders für Kinder gefährlich. Deshalb fordert die Weltgesundheitsorganisation (WHO) für Kinder einen maximalen Nitratwert von 10 mg/l im Trinkwasser.

Mineralien im Wasser

Mineralien sind natürlicher Bestandteil praktisch jeden Wassers. Hierzu zählen Kalium, Kalzium, Magnesium, Natrium usw. Die Frage, ob unser Trinkwasser Mineralien enthalten muss oder auf keinen Fall enthalten soll, wird oft leidenschaftlicher diskutiert als der echte Schadstoffgehalt von Wasser. Befürworter sprechen von „lebensnotwendigen Mineralien", Gegner behaupten von einer „akuten Gesundheitsgefährdung" durch Mineralien zu wissen. Die einen argumentieren, dass die menschliche Zelle nicht in der Lage sei, die im Wasser befindlichen Mineralien zu verstoffwechseln und diese sogar die Ausscheidung von Giftstoffen behinderten. Die anderen hingegen sehen in mineralhaltigem Wasser die natürliche Zuführung dieser lebensnotwendigen Stoffe und befürchten durch mineralfreies Wasser eine Ausschwemmung körpereigener Mineralien. Ein Blick in die Natur kann auch hier eine Antwort geben. Betrachten wir die reinen, unberührten Quellwässer in den Bergen, so stellen wir fest, dass auch diese Mineralien enthalten, wenngleich nur wenige. Leider sind bis jetzt die gängigen Wasseraufbereitungsgeräte noch nicht in der Lage, nur einen Teil der Mineralien zu filtern. Wenn Sie Ihr Wasser aufbereiten, können Sie also nur zwischen Geräten wählen, die die Mineralien entweder vollständig oder gar nicht filtern.

Die Meinung über Mineralien im Wasser ist gespalten. Die einen befürchten, dass sie die Ausscheidung von Giftstoffen behindern; andere sehen durch Mineralien die Zufuhr lebensnotwendiger Stoffe gesichert

Die Qualität ...

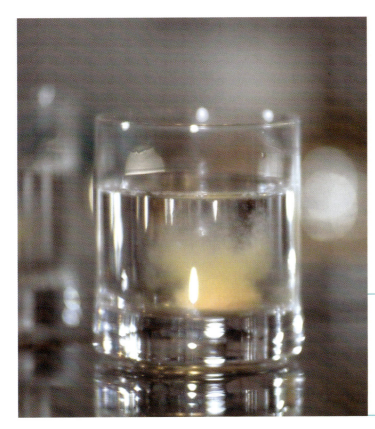

Mineralienhaltiges Wasser zu trinken ist mitunter besser, als Mineralstofftabletten zu nehmen: Ob unsere Zellen die damit zugeführten Mineralien verstoffwechseln können, ist unklar

Die Frage, ob Sie Ihr Wasser mit oder ohne Mineralien trinken sollen, kann nur individuell beantwortet werden. Steht für Sie eine stark entschlackende Wirkung im Vordergrund, so kann ein mineralfreies Wasser das richtige für Sie sein. Leiden Sie ohnehin an Mineralmangel, wäre es ratsam, die Mineralien im Wasser zu belassen. Mineralien sind zwar in ihrer anorganischen Form, wie sie im Wasser vorliegen, nur schwer von unserem Körper zu verstoffwechseln, dennoch kann ein geringer Prozentsatz (ca. fünf Prozent) aufgenommen werden. Bevor Sie also anorganisches Magnesium oder Kalzium in Tablettenform zu sich nehmen, die genauso schwer von der Zelle aufge-

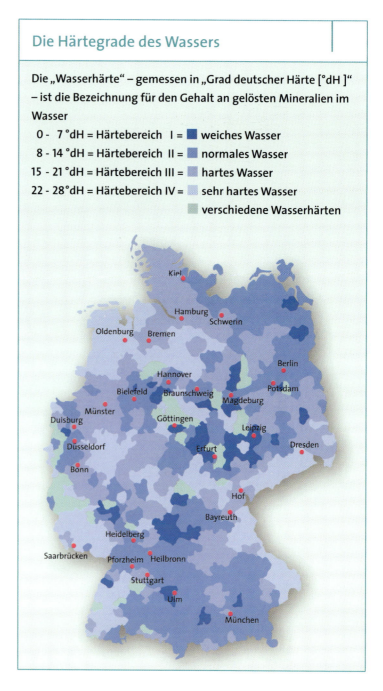

Die Qualität ...

nommen werden können, empfiehlt es sich, Wasser mit seinen natürlichen Mineralien zu trinken.

Bei all diesen Überlegungen sollten Sie bei Ihrer Entscheidungsfindung den Geschmack des Wassers nicht außer Acht lassen. Wässer ohne Mineralien schmecken anders als Wässer mit Mineralien. Sie müssen selbst entscheiden, welches Wasser Ihnen besser schmeckt, denn Sie wollen ja in Zukunft Ihr Wasser gerne trinken.

Bei den weiter unten vorgestellten Möglichkeiten zur Reinigung von Trinkwasser stehen für beide Weltanschauungen ausreichend Verfahren zur Verfügung, je nachdem, ob Sie Wasser mit oder ohne Mineralien wünschen. Ich empfehle Ihnen, sich bei der Auswahl von Ihren individuellen Bedürfnissen und Ihrem Geschmack und nicht von den Argumenten des Verkäufers leiten zu lassen.

Der Mineraliengehalt des Wassers ist aber nicht nur für das Trinkwasser von Bedeutung, sondern auch für das Brauchwasser. In diesem Zusammenhang spricht man von der Wasserhärte, die in „Grad deutscher Härte [°dH]" gemessen wird. Der Härtegrad gibt den Gehalt gelöster Mineralien (insbesondere Kalzium- und Magnesium-Ionen) im Wasser an. Die Wasserhärte ist insbesondere für technische Geräte, Leitungsrohre und Armaturen bedeutungsvoll. Denn die genannten Mineralien lagern sich als so genannter Kalk ab und wirken sich negativ auf die Lebensdauer der Geräte aus. Auch wird die Wirkung der Reinigungsmittel (Seife, Waschmittel etc.) bei hoher Wasserhärte stark beeinträchtigt und der Verbrauch erhöht.

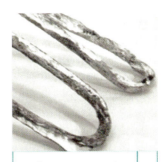

Kalk im Wasser vermindert die Lebensdauer der Geräte

Die „Wasserhärte" wird in vier Härtegrade aufgeteilt. Sie gibt den Gehalt an gelösten Mineralien wie Kalzium- oder Magnesium-Ionen im Wasser an

Was können wir tun?

Einerseits halten die Wasserwerke die gesetzlichen Bestimmungen für Trinkwasser ein, andererseits kann Leitungswasser trotzdem Stoffe enthalten, die für unsere Gesundheit schädlich sein können. In welchem Umfang welche unnatürlichen Stoffe

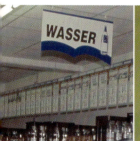 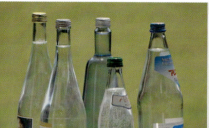 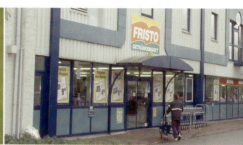

in unserem Leitungswasser enthalten sind, ist sowohl regional als auch von Haus zu Haus sehr unterschiedlich.

Der alleinige Blick auf die Einhaltung von Grenzwerten vernachlässigt die Tatsache, dass Grenzwerte eine Akzeptanz von Schadstoffen bedeuten und dass diese Schadstoffe individuell wirken. Außerdem sagen Grenzwerte nichts über Wechselwirkungen der Stoffe untereinander aus. Sie berücksichtigen keine Summationen und Kumulationen von Stoffen, die sich im Organismus ablagern oder nur langsam ausgeschieden werden. Sie kennen nicht die individuelle Konstitution des Konsumenten, insbesondere nicht die von Risikogruppen wie Kranke oder Kleinkinder. So gut die Grenzwerte gemeint sind und so fortschrittlich sie im Vergleich zu vielen anderen Ländern anmuten, sie sagen über die tatsächliche gesundheitsfördernde oder gesundheitsgefährdende Qualität des Leitungswassers nur wenig aus. Deshalb müssen Sie diese Frage für sich selbst klären. Wer vorsorgen will, dem steht eine Vielzahl an Verfahren zur Nachbehandlung zur Verfügung. Zu unterscheiden sind hier Systeme, die das Wasser von Schadstoffen reinigen, und solche, die das Wasser beleben. Wer nur eines dieser Systeme einsetzt, vernachlässigt jeweils den anderen Aspekt, denn Reinigungsgeräte allein behandeln keine Informationen und Wasserbeleber machen Schadstoffe nicht unschädlich.

Die Grenzwerte sagen nichts über die Wechselwirkung der Stoffe untereinander aus und können die individuelle Konstitution des Konsumenten nicht berücksichtigen

Die Qualität ...

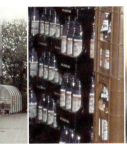 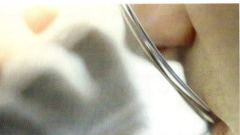 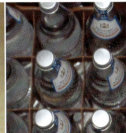 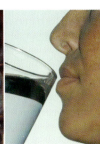

Die Lösung ist individuell

Die Wahl eines Aufbereitungsgerätes ist abhängig von Ihrem ganz persönlichen Anforderungsprofil an das Leitungswasser und den örtlichen Gegebenheiten, also der regionalen Qualität Ihres Leitungswassers. Bevor Sie sich also mit der Auswahl eines Gerätes beschäftigen, sollten Sie vorher drei entscheidende Fragen für sich klären:

Welche Qualität hat Ihr Leitungswasser?

Viele Inhaltsstoffe können Sie über die Analyseergebnisse der Wasserwerke erfahren. Der Gehalt an Pestiziden, Mineralien sowie auch an Nitrat und Nitrit wird sich auch auf dem langen Weg bis zu Ihnen nach Hause nicht entscheidend verändern. Ihr Leitungswasser unterscheidet sich jedoch von der Qualität im Wasserwerk durch Verschmutzungen im zuführenden Rohr- oder Leitungsnetz des Hauses. Insbesondere der Gehalt an Schwermetallen wird vom Wasserwerk bis zu Ihnen nach Hause zunehmen.

Ein möglicher Weg, um herauszufinden, wie es um Ihr Wasser steht, ist die chemische Analyse Ihres Leitungswassers in einem anerkannten Lebensmittellabor. Adressen von staatlich geprüften und öffentlich bestellten Lebensmittellabors finden Sie im Branchenbuch bzw. erhalten Sie bei Ihrem

Die Qualität des Leitungswassers kann sich auf dem Weg vom Wasserwerk zu Ihrem Wasserhahn verändern

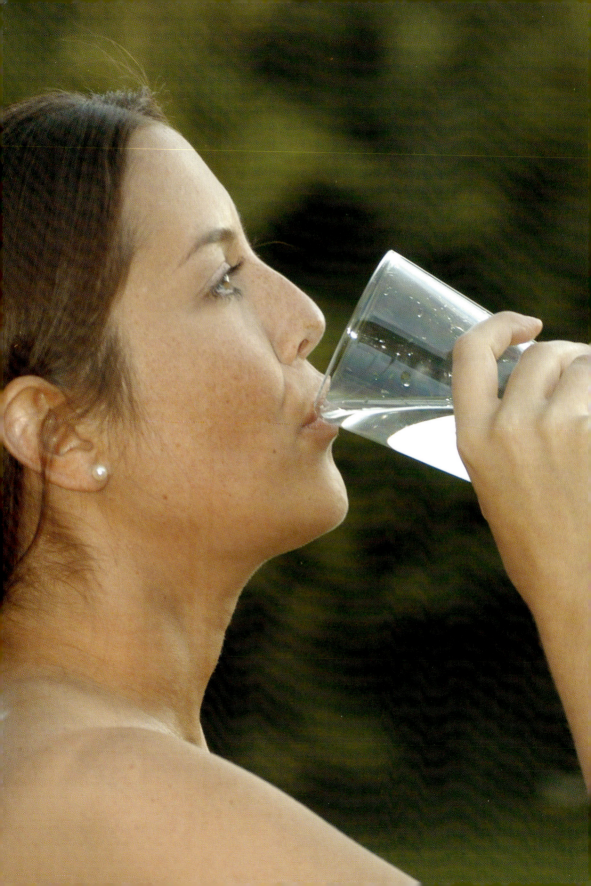

Die Qualität ...

zuständigen Wasserwerk sowie bei den Gesundheitsämtern. Sie sollten dabei jedoch bedenken, dass eine Analyse immer nur eine Momentaufnahme ist; wird zu einem anderen Zeitpunkt gemessen, kann ein Wert höher oder auch niedriger sein. Außerdem können Sie nur die Stoffe finden, die Sie suchen lassen. Nur ganz wenige Labors können überhaupt Analysen auf Medikamentenrückstände, hormonähnliche Stoffe, Asbestfasern etc. vornehmen.

Welche Anforderungen stellen Sie an Ihr Leitungswasser?

Wollen Sie nur die Qualität Ihres Brauchwassers verbessern, um Ihre Rohre, Geräte und Armaturen zu schützen oder um Waschmittel einzusparen, oder möchten Sie Ihr Leitungswasser auch als Trinkwasser optimal aufbereiten? Genügt Ihnen eine Reinigung des Wassers, oder legen Sie auch Wert auf eine Belebung? Soll Ihr Trinkwasser Mineralien enthalten oder nahezu frei von allen Stoffen sein?

Welches Wasser schmeckt Ihnen?

Je nachdem, was Sie persönlich bevorzugen, kann Ihnen der Geschmack des gereinigten Wassers zusagen oder nicht. Geschmack ist etwas sehr Subjektives und Individuelles. Bevor Sie sich zum Kauf eines Gerätes entscheiden, sollten Sie das Wasser unbedingt probieren. Wenn Sie sich nicht spontan entscheiden können, vergleichen Sie den Geschmack des Wassers bei unterschiedlichen Verfahren. Denn wenn Sie sich einmal entschieden haben, wollen Sie täglich viel Wasser trinken – und dann soll es auch gut schmecken.

Wasser muss schmecken. Probieren Sie vor dem Gerätekauf deshalb unbedingt das aufbereitete Wasser

Wenn Sie diese Fragen für sich geklärt haben, sind Sie Ihrer Entscheidung, welches Verfahren für Sie am besten geeignet ist, ein gutes Stück näher gekommen.

Welche Verfahren zur Trinkwasseroptimierung gibt es?

Dass unser Leitungswasser durch Verschmutzung und durch industrielle Behandlung seine ursprüngliche Reinheit und Vitalität verloren hat, ist eine unbestrittene Tatsache. Wir wissen aber, wie gesundheitsförderndes Trinkwasser sein sollte: rein, schadstofffrei, mit wenigen Mineralien versetzt, schmackhaft, energiereich und informativ.

Wasser-Aufbereitungs-Systeme können das Trinkwasser wesentlich verbessern, die Qualität des frischen Quellwassers bleibt jedoch unerreicht

Um es gleich vorweg zu sagen: Es gibt bisher kein Wasser-Aufbereitungs-System, das die Qualität des frischen, reifen Quellwassers erreichen kann. Denn auch das ausgefeilteste Verfahren wird in wenigen Sekunden nicht das hervorbringen können, wozu die Natur hunderte von Jahren gebraucht hat. Dennoch kann mit den in diesem Buch beschriebenen Verfahren eine wesentliche Verbesserung, also eine Optimierung des Leitungswassers, erreicht werden, so dass aus einem ursprünglich gesundheitlich bedenklichen Wasser gesundes Trinkwasser wird. Hierzu werden unterschiedliche Verfahren angeboten, die Sie einzeln oder in Kombination einsetzen können. Man unterscheidet im Wesentlichen zwei Aufbereitungsarten:

Die Reinigung des Wassers von Schadstoffen, Bakterien, Mineralstoffen und weiteren unerwünschten Substanzen

1. durch Küchengeräte nur für Trinkwasser
2. durch zentrale Hausanlagen für Brauchwasser

Die Wasserbelebung, bei der das Wasser strukturiert, negative Frequenzen gelöscht und positive Frequenzen hinzugefügt werden sollen

1. durch Verwirbelung
2. durch Naturenergien

Es gibt eine Vielzahl von Möglichkeiten, die Qualität Ihres Wassers zu optimieren. Jedes Verfahren hat Vor- und Nachtei-

Die Qualität ...

le, die für Sie mehr oder weniger wichtig sein können. Eine genaue Durchsicht der Angebote der verschiedenen Gerätehersteller lässt schnell erkennen, dass auch die generelle Empfehlung eines bestimmten Gerätes oder Herstellers keinen Sinn macht, da die Bedürfnisse der einzelnen Anwender zu unterschiedlich sind.

Die Unterschiede zwischen den Geräten liegen vor allem in der Reinigungskapazität, der Installation, der Wartung, den Liefer- und Zahlungskonditionen und natürlich den Preisen.

Verfahren	Trinkwasser-optimierung	Brauchwasser-optimierung
Reinigung		
Küchengeräte		
- Kannenfilter	X	
- Aktivkohle-Granulatfilter	X	
- Aktivkohle-Blockfilter Membran-Aktivkohle-Blockfilter	X	
- Umkehr-Osmose	X	
- Dampfdestillation	X	
zentrale Hausanlagen		
- Ionenaustauscher		X
- Aktivkohle-Blockfilter	X	X
- Katalytische Behandlung		X
- Kalkwandlung durch Magnete		X
Belebung		
durch Bewegung		
- Levitation nach Hacheney	X	
- Verwirbelung nach Schauberger	X	X
mit Naturenergien		
- Geräte mit Naturstoffen	X	X
- Kristalle und Edelsteine	X	
- Künstliche Energieträger	X	X

Reinigungs

| Reinigungsverfahren | Allgemein |

Verfahren
für das Leitungswasser

Bei den Reinigungsverfahren können Sie zwischen Küchengeräten und zentralen Hausanlagen wählen. Je nachdem, welche Zielsetzung Sie verfolgen, kommen die nachstehenden Systeme in Frage.

Info

Wenn Sie sich für die chemische Reinigung Ihres Leitungswassers entschieden haben, vergleichen Sie die verschiedenen Angebote auf dem Markt. Oft werden Systeme mit sehr vergleichbaren Leistungen aber zu vollkommen unterschiedlichen Preisen angeboten. Bei teureren Geräten fragen Sie ruhig nach, warum die Preisunterschiede so hoch sind. Bei vergleichsweise preiswerten Geräten sollten Sie ebenso verfahren. Vergessen Sie nicht, es geht um ein sehr wichtiges tägliches Lebensmittel und damit um Ihre Gesundheit – und um Ihr Geld.

Küchengeräte

Alle hier vorgestellten Geräte führen zu einer Veränderung des Leitungswassers. Nur hat jedes dieser Geräte ein ganz eigenes, verfahrensabhängiges Leistungsspektrum. Je nachdem, was Sie mit der Reinigung Ihres Leitungswassers erreichen wollen, bieten sich unterschiedliche Geräte an.

Aber nicht nur das Leistungsvermögen der Geräte sollte für Sie von Bedeutung sein, sondern auch die Investitionskosten und die laufenden Kosten. Zum Teil können Sie Kleinstfilter schon für deutlich unter 100 Euro kaufen, müssen dann aber für die Ersatzfilterpatronen alle 2 - 4 Wochen bis zu acht Euro zahlen. Je nachdem, wie hoch Ihr ganz persönlicher Wasserbedarf ist, kann sich allein schon aus finanziellen Gründen der Kauf eines zunächst teureren Gerätes lohnen, da die Verbrauchskosten entsprechend niedrig sein können. Umgangssprachlich werden alle Reinigungssysteme für die Küche unter dem Begriff „Filter" zusammengefasst. Etwas „filtern" bedeutet jedoch, dass über ein Sieb bestimmte Teile gezielt zurückgehalten werden sollen. Bei genauer Betrachtung der Verfahren zur Reinigung des Leitungswassers handelt es sich nicht immer um Filter. Technisch lassen sich diese Geräte nach den verschiedenen Verfahren zur Reinigung einteilen in Ionenaustauscher, Katalysatoren, Filter und Verdampfer. Teilweise werden die unterschiedlichen Verfahren auch in Kombination eingesetzt.

Kalkulieren Sie die Kosten für ein Gerät langfristig, und berücksichtigen Sie dabei die Verbrauchs- und Nebenkosten. Oft hat sich ein vermeintlich teures Gerät schnell amortisiert

Was können die einzelnen Systeme filtern?

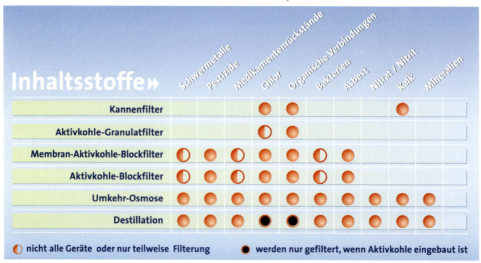

Reinigungsverfahren | Tischfilter / Kannenfilter

Kannenfilter

Aufgaben

Mit den Kannenfiltern soll in erster Linie eine Verbesserung des Leitungswassers hinsichtlich Geschmack und Aussehen erreicht werden, insbesondere für die Zubereitung von Heißgetränken wie Tee oder Kaffee.

Beim Erhitzen und Kochen von Leitungswasser verursachen die im Wasser enthaltenen Calciumcarbonate (Kalk) unappetitliche Wassertrübungen und Schlieren. Sie bewirken außerdem bei Getränken wie Tee oder Kaffee unerwünschte Geschmacksveränderungen.

Um diese Unannehmlichkeiten des kalkhaltigen Wassers zu beseitigen, wurden die Kannenfilter entwickelt.

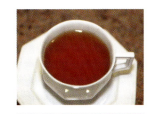

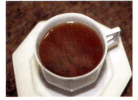

Verfahren

Diese Systeme bestehen aus einer Kanne, in die eine Filterkartusche eingesetzt wird. Das Wasser wird zum Filtern oben in die Kanne gegossen und tropft in einen Vorratsbehälter.

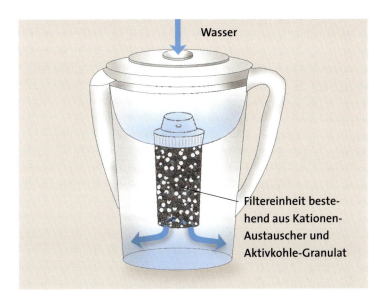

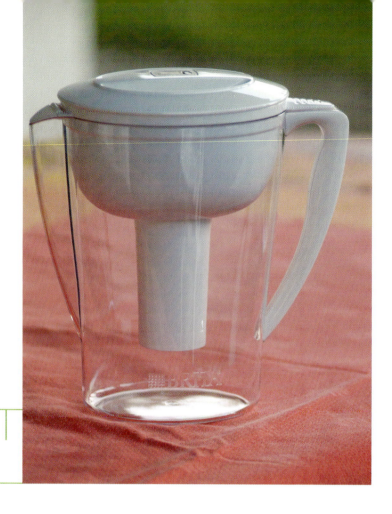

Mit dem Kannenfilter lässt sich eine optische und geschmackliche Verbesserung des Tees erreichen

Kannenfilter entziehen zwar dem Wasser Kalkbestandteile, fügen im Austausch aber Wasserstoffverbindungen hinzu

Hauptbestandteil der Filterelemente sind mit ca. 90 Prozent die Kationen-Austauscher (ein Kunststoffharz) und Aktivkohle-Granulat. Ziel dieser Systeme ist es, das Trinkwasser von den Bestandteilen Kalzium und Magnesium weitestgehend zu befreien (das macht den schwarzen Tee klarer). Für das gefilterte Kalzium und Magnesium wird dabei ein anderes Kation (oft eine Wasserstoffverbindung) abgegeben. Dadurch wird der pH-Wert des Wassers deutlich gesenkt (zum Teil bis auf pH 4). Das im Filterelement eingesetzte Aktivkohle-Granulat bindet zum Beispiel Chlor und einen Teil der organischen Verunreinigungen im Wasser und erzeugt einen neutraleren Geschmack und Geruch. Nachdem Systeme dieser Art dazu neigen können, das Wachstum von Keimen zu fördern, ist die Aktivkohle oft mit einer Silberzugabe versehen. Ein Teil dieses Silbers wird auch an das gefilterte Wasser abgegeben.

Reinigungsverfahren | *Tischfilter / Kannenfilter*

Diese Systeme nehmen fast ausschließlich kosmetische Veränderungen des Trinkwassers vor und sind nicht dazu gedacht, gezielt Schadstoffe zu beseitigen.

Vorteile

Für Tischfilter oder Kannenfilter ist keine Installation nötig. Die Optimierung von Leitungswasser für schmackhaften Tee und Kaffee ist mit diesen Geräten einfach, da Kalzium und Magnesium nahezu restlos entfernt werden.

Die Verbrauchskosten, etwa für Filterkartuschen, sind bei Kannenfiltern relativ hoch

Nachteile

Tisch- oder Kannenfilter sind nicht dazu geeignet, um gezielt Schadstoffe aus dem Wasser zu entfernen. Da die Filterkartuschen zur Verkeimung neigen, werden Desinfektionsmittel (wie Silberverbindungen) eingesetzt. Die eingesetzten Desinfektionsmittel gelangen aus dem Filter auch ins gereinigte Wasser. Dieses unterliegt nicht der Trinkwasserverordnung, sondern der Lebensmittelgegenstände- und Bedarfsgegenständeverordnung (LMBG). Daher darf das gefilterte Wasser eine viel höhere Keimzahl haben, als nach der Trinkwasserverordnung erlaubt. Die im Filter enthaltenen Ionenaustauscher geben andere Ionen an das gefilterte Wasser ab, zum Beispiel Wasserstoff. Außerdem wird der pH-Wert stark gesenkt auf bis zu pH 4 (sauer). Die Kapazität der Filterkartuschen ist sehr gering, dadurch entstehen relativ hohe Verbrauchskosten und größere Abfallmengen. Wird der regelmäßige Wechsel des Filters nicht eingehalten, kann er die aufgenommenen Stoffe wieder ans Wasser abgeben.

Kosten, Installation, Wartung

Die beschriebenen Tisch- bzw. Kannenfilter sind Küchengeräte. Sie sind leicht aufzustellen und einfach in der Handhabung. Die Geräte kosten etwa 20 bis 50 Euro. Als Folge-

Bewertung	Kannenfilter
Geräteart	Küchengerät
Installation	keine/selbst
Chemische Reinigung *vollständig* *größtenteils* *gar nicht*	Chlor, Kalzium, Magnesium organische Schadstoffe Schwermetalle, Medikamentenrückstände, polare Pestizide, Pestizide, Bakterien, Mikroorganismen, andere Mineralien, Nitrat, Nitrit, Asbestfasern
Belebung	nein
Leistung	ein Liter in fünf Minuten
Wartung	notwendig: Austausch der Ersatzfilter alle 2 bis 4 Wochen bzw. nach ca. 100 Litern einfache Handhabung
Laufende Kosten	Ersatzfilter für 3 bis 8 Euro alle 2 bis 4 Wochen
Anschaffungskosten	20 bis 50 Euro

kosten entstehen Ihnen – je nach Hersteller – Austauschfilter-Kosten von drei bis acht Euro alle zwei bis vier Wochen.

Fazit

Wenn Sie Ihr Leitungswasser nur für Tee oder Kaffee verbessern wollen, ist ein Tisch- oder Kannenfilter ein gutes Gerät. Um Schadstoffe gezielt zu entfernen, sind diese Filter jedoch ungeeignet. Man muss die Ersatzfilter rechtzeitig auswechseln, sonst können aufgenommene Stoffe wieder an das Wasser abgegeben werden. Eine Veränderung der Schadstoffinformationen wird nicht vorgenommen. Wegen der baulichen Besonderheit der Tischfilter können nur bestimmte Beleber genutzt werden (etwa Untersetzer oder Stäbe).

Hersteller

Kannenfilter sind in Apotheken und Kaufhäusern erhältlich

Reinigungsverfahren | *Aktivkohle-Granulatfilter*

Aktivkohle-Granulatfilter als Einbaugerät

Aufgaben
Mit den Aktivkohle-Granulatfiltern soll vor allem eine Verbesserung des Leitungswassers hinsichtlich des Geschmacks und Aussehens erreicht werden, insbesondere bei gechlortem Wasser.

Verfahren
Eine technische Erweiterung der Kannenfilter sind Aktivkohle-Granulatfilter, die in die Wasserleitung als Untertischgerät eingebaut werden. Die technische Erweiterung bezieht sich aber leider nur auf den Bedienungskomfort und nicht auf die Filterleistung. Als alleiniges Filtermedium wird Aktivkohle-Granulat eingesetzt. Dieses Granulat befindet sich in einem Filtergehäuse. Das Filtergehäuse wird mit geeignetem Installationsmaterial an die Wasserleitung angeschlossen, über einen separaten Wasserhahn kann dann gefiltertes Wasser abgefüllt werden. Diese Systeme filtern lediglich Chlor und Chlorverbindungen sowie organische Schadstoffe. Zur Verhinderung einer Verkeimung ist der Aktivkohle Silber zugesetzt. Auch hier wird das

Um eine Verkeimung zu verhindern, wird der Aktivkohle Silber zugesetzt

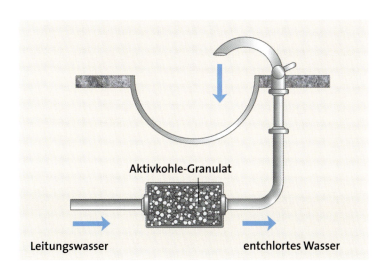

Wann sollte eine Filterpatrone gewechselt werden?

Bei Tisch- und Kannenfiltern hat sich ein regelmäßiger Wechsel nach spätestens vier Wochen als üblich durchgesetzt. Bei eingebauten Filtersystemen – Auftisch oder Untertisch – sind die Angaben der Hersteller jedoch sehr unterschiedlich. Werden die Hintergründe für den empfohlenen Wechselrhythmus mit einbezogen, kann hierzu Folgendes festgestellt werden:
Ein wichtiger Aspekt ist **die Menge an filtrierbarem Wasser.**
Je nach Hersteller können das 1.500 Liter, 5.000 Liter, 10.000 Liter oder noch mehr sein. Die Angaben beziehen sich jedoch lediglich auf die für den Filter aufnehmbare Schadstoffmenge. Unabhängig von der gefilterten Wassermenge ist auch die **Zeit ein wichtiger Aspekt.** Oft wird bei amerikanischen Filtersystemen ein Wechsel nach zwölf Monaten empfohlen. Dies resultiert aus den US-amerikanischen Dokumentationen, die einfach nur ins Deutsche übersetzt werden. Dabei wird jedoch total vernachlässigt, dass in den USA das Leitungswasser grundsätzlich gechlort und somit ein Bakterienwachstum nahezu unmöglich ist.
In Deutschland ist hingegen eine permanente Chlorierung des Trinkwassers vollkommen unüblich. Ein Bakterienwachstum an Filteroberflächen ist daher möglich. Deshalb sollten Filterpatronen in Auftisch- und Untertischgeräten nach spätestens sechs Monaten ausgewechselt werden.
Das empfehlen auch die meisten europäischen Hersteller.
Schon seit Jahren wird dieser Zeitabstand ebenso bei Getränkeautomaten in Restaurants und Büros eingehalten, um eine Verkeimung zu vermeiden.
Was für diese Geräte und Filter erfolgreich umgesetzt wird, kann für einen Küchenfilter nicht falsch sein. Also besser nach sechs Monaten einen Patronenwechsel vornehmen. Dies gilt natürlich nicht für Filtersysteme, die für einen entsprechend längeren Zeitraum unabhängige Gutachten vorweisen können.

Wenn Sie sich für einen Aktivkohle-Granulatfilter entscheiden sollten, achten Sie auf den regelmäßigen Filterwechsel mindestens alle sechs Monate

Reinigungsverfahren | Aktivkohle-Granulatfilter

Silber kontinuierlich an das Trinkwasser abgegeben. Diese Art Trinkwasserfilter ist auf dem Stand der Technik von vor 30 Jahren und in Bezug auf Schwermetallaufnahme und plötzliche Schadstoffabgabe nicht kontrollierbar.

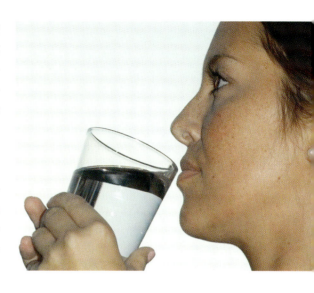

Vorteile
Aktivkohle-Granulatfilter reinigen durchfließendes Wasser von unangenehmem Geschmack und Geruch. Chlor und Chlorverbindungen werden ebenfalls zuverlässig entfernt.

Nachteile
Aktivkohle-Granulatfilter lassen sich bezüglich der Aufnahme und der plötzlichen Abgabe von Schadstoffen nicht kontrollieren. Da die Geräte sehr stark verkeimen können, wird dem Granulat ein Desinfektionsmittel zugesetzt, das an das gefilterte Wasser abgegeben wird. Da es sich bei diesen Geräten nahezu ausschließlich um amerikanische Produkte handelt, werden Adapter für europäische Anschlüsse ans Wassernetz benötigt.

Aktivkohle-Granulatfilter können vorher aufgenommene Schadstoffe unkontrolliert wieder an das Trinkwasser abgeben

Kosten, Installation, Wartung
Die Aktivkohle-Granulatfilter werden als Küchengeräte angeboten. Meistens handelt es sich um Untertischgeräte, die von einem Fachmann installiert werden sollten. In der Regel werden besondere Adapter benötigt, da die gelieferten Anschlussteile nicht auf europäischem Standard basieren. Auftischgeräte können selbst installiert werden.
Üblicherweise werden keine Ersatzfilter angeboten, daher müssen immer komplette neue Filter mit Gehäuse gekauft werden. Der Austausch muss regelmäßig erfolgen. Da sich die

Bewertung	Aktivkohle-Granulatfilter
Geräteart	Küchengerät
Installation	Fachkraft
Chemische Reinigung *vollständig* *größtenteils* *gar nicht*	Chlor organische Schadstoffe Schwermetalle, Medikamentenrückstände, polare Pestizide, Pestizide, Bakterien, Mikroorganismen, Mineralien, Nitrat, Nitrit, Asbestfasern
Belebung	nein
Leistung	fünf Liter pro Minute
Wartung	notwendig: kompletter Austausch der Filtereinheit (Gehäuse). Einfache Handhabung
Laufende Kosten	komplette Filtereinheit mit Gehäuse für 250 bis 700 Euro
Anschaffungskosten	250 bis 700 Euro

hohen Literangaben auf den Geräten mit bis zu 35.000 Litern nur auf die Rückhaltung von Chlor beziehen, sollte ein Austausch aus hygienischen Gründen dringend früher erfolgen. Die Kosten dieser Geräte sind mit zirka 250 bis 700 Euro für die gebotene Leistung sehr hoch.

Hersteller

NSA ist ein amerikanischer Hersteller; die Geräte sind ausschließlich über Strukturvertriebe zu beziehen

Fazit

Da diese Filter fast ausschließlich Chlor filtern, steht das Leistungsspektrum dieser Filter nicht im Einklang mit dem Verkaufspreis. Prinzipiell wirken diese Granulatfilter, nur lassen sie sich schwer kontrollieren, sind nicht einfach einzubauen und werden auch noch sehr teuer verkauft.

| Reinigungsverfahren | Aktivkohle-Blockfilter
Membran-Aktivkohle-Blockfilter |

Aktivkohle-Blockfilter
Membran-Aktivkohle-Blockfilter

Die Aktivkohle-Blockfiltration wird zwar häufig mit Tischfiltern, Kannenfiltern und Aktivkohle-Granulatfiltern verglichen, unterscheidet sich jedoch grundsätzlich von diesen Filtersystemen. Im Vergleich zu den Tisch- und Kannenfiltern haben Blockfilter eine völlig andere Aufgabe – nämlich die Entfernung von Schadstoffen. Im Vergleich zu den Granulatfiltern ist das Leistungsspektrum deutlich erhöht, und die bekannten negativen Begleiterscheinungen sind weitestgehend ausgeräumt. Für die Blockfiltration wird Leitungsdruck benötigt.

Relativ neu auf dem Markt sind Systeme, die sich die Eigenschaften eines Blockfilters zunutze machen, aber um eine Bakterien filternde Membran im Inneren des Blocks ergänzt sind. Diese Filtersysteme sind äußerlich von den Aktivkohle-Blockfiltern kaum zu unterscheiden. Im Prinzip liegt das Leistungsspektrum ähnlich wie bei den besten Aktivkohle-Blockfiltern, jedoch ist durch die Membran – in der Regel im Innern des

Im Vergleich zu Kannen- und Aktivkohle-Granulatfiltern können Aktivkohle-Blockfilter auch einen Großteil der Schadstoffe entfernen

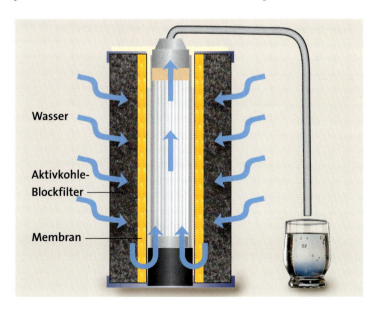

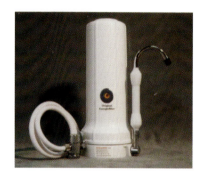

Aktivkohleblocks – die Durchflussgeschwindigkeit deutlich erhöht, was zu komfortablerem Wasserfiltern führt.

Aufgaben

Mit Filtern dieser Art sind Sie in der Lage, sowohl sehr feine Partikel zurückzuhalten als auch viele Schadstoffe aus dem Wasser zu filtern.

Die meisten dieser Filtersysteme können organische Verunreinigungen (zum Beispiel Pestizide) sowie Asbestfasern, Chlor, Chlorabbauprodukte, Chlordioxid, mehrzellige Mikroorganismen wie Giardia lamblia und Blei zurückhalten. Nicht alle Blockfilter-Produkte können Kupfer – das am häufigsten gefundene Metall im Wasser – nachhaltig filtern. Nur sehr wenige sind in der Lage, auch Medikamentenrückstände und hormonähnliche Stoffe oder Bakterien wie Escherichia coli oder Enterococcus faecalis ganz sicher zu entfernen.

Aktivkohle-Blockfilter können Schadstoffe entfernen, aber keine Mineralien

	Normale Filtration	Mikrofiltration	Adsorption
Teilchengröße	Sehkraft des Auges	Mikroskop	Elektronenmikroskop
	10 µm	0,5 µm	0,001 µm
Durch Aktivkohleblock gefilterte und adsorbierte Verunreinigungen	Sand und Schmutz Rostpartikel Kalkpartikel	Bakterien, Larven, Pilze, Würmer	Viren, Pestizide, Farbstoffe, CKWs, org. Lösungsmittel

| Reinigungsverfahren | *Aktivkohle-Blockfilter* |
| | *Membran-Aktivkohle-Blockfilter* |

Was ist der Unterschied zwischen Kohle und Aktivkohle?

Ausgangsstoff für Aktivkohle sind zum Beispiel Holz, Torf, Steinkohle, Nussschalen oder andere Kohlenstoffträger. Diese Grundstoffe werden durch hohes Erhitzen und unter weitestgehendem Sauerstoffabschluss in Kohle überführt.

Jede Form von Kohle kann als Grundstoff für die Aktivkohle verwendet werden. So könnte etwa aus herkömmlicher Grillkohle ebenfalls Aktivkohle erzeugt werden. Jede Kohle hat besondere Eigenschaften, die sich aus den Eigenschaften des Ausgangsmaterials ergeben.

Der eigentliche Prozess der Aktivierung erfolgt durch das Freispülen der vielen feinen Kanäle und Poren in den Kohlen. Durch dieses Freispülen – mittels Wasserdampf oder Chemikalien – wird die Oberfläche der Aktivkohle auf bis zu 3.000 m² pro Gramm extrem vergrößert. Sobald die Kanäle und Poren frei sind, ist die Kohle aktiviert.

Gelöste Mineralien werden nicht zurückgehalten und verbleiben im Trinkwasser.

Verfahren

Aktivkohle-Blockfilter vereinigen verschiedene Reinigungsverfahren. Durch das Backen bzw. Pressen und Erhitzen des Aktivkohlepulvers entsteht ein fester Block, ähnlich wie ein Brikett. Dieser Block hat sehr feine Poren, die, vergleichbar einem sehr feinen Sieb, viele Partikel und, je nach Filtersystem, auch Bakterien zurückhalten können. Dieses Zurückhalten von Partikeln wird A**b**sorption genannt.

Die wichtigste bekannte Eigenschaft eines Blockfilters ist das Zurückhalten bestimmter gelöster Schadstoffe. Dieses Zurückhalten geschieht durch einen Vorgang im Innern der Aktivkohle, der A**d**sorption genannt wird. Der eigentliche Vorgang der

Im Gegensatz zur einfachen Kohle hat die Aktivkohle viele feine Kanäle und Poren, die ihre Oberfläche extrem vergrößern

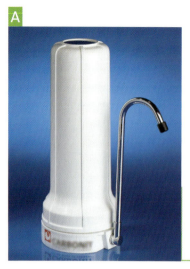 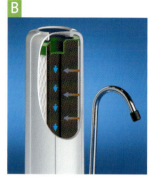 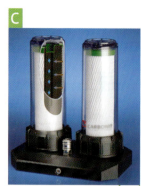

A Auftisch-Aktivkohle-Blockfilter
B Schnitt durch Aktivkohle-Blockfilter
C Untertisch-Aktivkohle-Blockfilter, doppelte Filterleistung durch zwei Filtereinheiten

Die Struktur eines Aktivkohlekörnchens ähnelt der eines Bimssteins

A**d**sorption ist weitestgehend unbekannt, jedoch weiß man, dass über die A**d**sorption gelöste Inhaltsstoffe des Wassers an der Oberfläche der Aktivkohle angelagert werden. Die Aufnahmekapazität eines Blockfilters ist sehr groß, da sich im Innern der Aktivkohle eine riesige freie Oberfläche befindet. Ein feines Aktivkohlekörnchen ist – unter einem Mikroskop betrach-

Aktivkohle-Blockfilter im Vergleich

Die Anzahl der Anbieter von Aktivkohle-Blockfiltern wächst stetig. Rein optisch sowie von den Grundstoffen her sind sich die Systeme sehr ähnlich. Die Wirksamkeit der Aktivkohle kann aber sehr stark schwanken, je nachdem, wie der Herstellungsprozess angelegt ist oder welche Aktivkohlen zum Einsatz kommen. So kann beispielsweise nicht jeder Aktivkohle-Blockfilter Kupfer, Medikamentenrückstände oder hormonähnliche Stoffe herausfiltern. Nur dann, wenn die Filterporen ausreichend klein sind, können auch gefährliche Bakterien über den gesamten Zeitraum der Nutzung hinweg effektiv zurückgehalten werden.

| Reinigungsverfahren | Aktivkohle-Blockfilter
Membran-Aktivkohle-Blockfilter |

tet – durchzogen von feinen Löchern, Kanälen und Sackgassen (vergleichbar mit der Struktur eines Lavagesteins oder eines Bimssteins). In diese Öffnungen werden die Stoffe eingelagert bzw. adsorbiert. Alle organischen Stoffe (wie Pestizide) sind in der Regel sehr gut adsorbierbar, Schwermetalle hingegen nur durch besondere Aktivkohlen. Andere Stoffe, zum Beispiel Chlor, werden vom Aktivkohle-Blockfilter katalytisch entfernt. Um das Wasser durch diese feinen Filterporen zu pressen, wird Leitungsdruck ab 2 bar benötigt. Wenn das Wasser die Aktivkohle durchströmt, werden Stoffe wie Partikel, Schwermetalle, organische Schadstoffe etc. von der Aktivkohle aufgenommen. Aktivkohle-Blockfilter werden sowohl als Auftisch- als auch in der Untertischvariante angeboten.

Vorteile

Aktivkohle hat eine sehr große innere Oberfläche und dadurch eine sehr hohe Aufnahmekapazität. Damit kann sie einen Großteil der Schadstoffe binden, die sich im Leitungswasser befinden. Der pH-Wert des Wassers wird nicht verändert.

Bei Einhaltung der Nutzungsdauer in Litern und Zeit sind die Systeme sehr leistungsfähig. Die Durchflussgeschwindigkeit bei Membran-Aktivkohle-Blockfiltern ist gegenüber den reinen Aktivkohle-Blockfiltern durch die innen liegende Membran deutlich erhöht. Die Leistung von 120 bis 500 Litern pro Stunde ist im

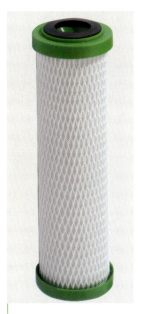
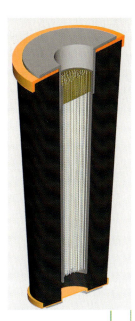

A Austauschelement für Aktivkohle-Blockfilter
B Schnitt durch Membran-Aktivkohle-Blockfilter

Nitrat und Nitrit können die Aktivkohlefilter nicht entfernen

Vergleich zu anderen Systemen sehr hoch. Die Geräte sind preiswert und einfach zu installieren, die Folgekosten sind gering.

Nachteile

Die Filterleistung der Aktivkohle ist nur für eine bestimmte Litermenge und einen bestimmten Zeitraum gewährleistet. Ähnlich wie ein Schwamm kann auch ein Filter nur eine bestimmte Menge an Schadstoffen aufnehmen. Wird der Filter länger genutzt als angegeben, nimmt die Reinigungsleistung ab. Des-

Bewertung	Aktivkohle-Blockfilter Membran-Aktivkohle-Blockfilter
Geräteart	Kuchengerät
Installation	selbst / Fachkraft
Chemische Reinigung *vollständig*	Chlor, Chlorabbauprodukte, Asbestfasern, Schwebeteilchen, organische Schadstoffe, Medikamentenrückstände, polare Pestizide, Pestizide, Bakterien, Mikroorganismen
größtenteils	Schwermetalle
gar nicht	Mineralien, Nitrat, Nitrit
Belebung	nein
Leistung *Aktivkohle-Blockfilter* *Membran-Aktivkohlefilter*	120 bis 250 Liter pro Stunde ca. 500 Liter pro Stunde
Wartung	notwendig: Austausch der Kohlefilter nach sechs Monaten. Einfache Handhabung
Laufende Kosten *Aktivkohle-Blockfilter* *Membran-Aktivkohlefilter*	30 bis 130 Euro 60 Euro
Anschaffungskosten *Aktivkohle-Blockfilter* *Membran-Aktivkohlefilter*	130 bis 900 Euro 190 bis 450 Euro

Reinigungsverfahren | *Aktivkohle-Blockfilter*
Membran-Aktivkohle-Kombination

wegen müssen die Filter abhängig vom Hersteller in bestimmten Zeiträumen nach 1.500 bis 10.000 Litern Wasserdurchfluss ausgetauscht werden. Das Herausfiltern von Nitrat und Nitrit ist nicht möglich. Ein weiterer Nachteil ist, dass Bakterien im Laufe der Zeit durch den Filter wachsen können. Deshalb sind unabhängig von der Durchflussmenge regelmäßige Wechselintervalle spätestens alle sechs Monate einzuhalten. Mineralien werden nicht gefiltert und verbleiben im Wasser. Dies muss jedoch kein Nachteil sein. Die Schadstoffschwingungen der ausgefilterten Substanzen können nicht beseitigt werden.

Kosten, Installation, Wartung

Die beschriebenen Aktivkohlefilter bzw. Membran-Aktivkohle-Blockfilter sind Küchengeräte. Sie werden im Allgemeinen als Auftischgeräte, aber auch mit Untertischanschluss angeboten. Sie sind leicht aufzustellen bzw. zu montieren. Einen Techniker brauchen Sie dazu nicht. Die Geräte kosten etwa 130 bis 900 Euro. Als Folgekosten entstehen Ihnen Austauschfilter-Kosten von etwa 30 bis 130 Euro, je nach Hersteller. Die Filter können Sie selbst austauschen.

Fazit

Wenn Sie Leitungswasser haben, das keine relevanten Mengen an Nitrat oder Nitrit enthält, sind Sie mit einem qualitativ hochwertigen Aktivkohlefilter gut beraten. Wenn Sie ein Wasser mit Mineralien bevorzugen, ist es ein ideales Gerät. Die Filter müssen allerdings rechtzeitig ausgewechselt werden. Aktivkohlefilter beschränken sich in ihrer Wirkung auf die messbaren Inhaltsstoffe des Wassers. Zur Behandlung unerwünschter Schadstoffinformationen sind diese Geräte nicht geeignet. Jedoch ist es ganz einfach, einen Filter mit einem Belebungsgerät zu kombinieren. Zum Teil werden Filter auch schon als Kombinationsgeräte angeboten.

Hersteller

CARBONIT Filtertechnik GmbH
Dorfstraße 24c
D-29416 Dambeck/Altmark
Tel.: 03 90 35 / 95 50
Fax: 03 90 35 / 95 52 42
produktion@carbonit.com
www.carbonit.com

ALVITO GmbH
Hillerstraße 25
D-90429 Nürnberg
Tel.: 09 11 / 32 15 21
Fax: 09 11 / 32 15 22
info@alvito.de
www.alvito.de

Gmelin Vertriebs GmbH
Erlinger Höhe 9
D-82346 Andechs
Tel.: 0 81 52 / 99 37 62
Fax: 0 81 52 / 99 37 67
gerd.gmelin@gmelin-vertrieb.de
www.gmelin-vertrieb.de

COMPLEXX Smith & Mohr GbR
Max-Planck-Straße 5
D-23701 Eutin
Tel.: 0 45 21 / 7 82 23
Fax: 0 45 21 / 7 82 24
complexx@t-online.de
www.complexx-center.de

KINÖOPATHIE GmbH
Hochgernstraße 4
D-83139 Söchtenau
Tel.: 0 80 55 / 91 26
Fax: 0 80 55 / 91 27
info@kinoeopathie.de
www.kinoeopathie.de

Die Umkehr-Osmose

Die Umkehr-Osmose wurde ursprünglich in den USA zur Entsalzung von Meerwasser entwickelt. Sie entfernt auf rein mechanischer Basis fast alle gelösten und ungelösten Stoffe aus dem Wasser. Hierzu gehören Schwermetalle, Chlor und Chlorabbauprodukte, organische Belastungen, Medikamentenrückstände, Bakterien und im Wasser gelöste Mineralien. Bei hohen Nitratbelastungen ist die Umkehr-Osmose neben der Destillation das sicherste Reinigungsverfahren.

Zur Umkehr-Osmose wird Wasserdruck benötigt. Deswegen wird sie überwiegend leitungsabhängig verwendet. Im Allgemeinen genügt dabei der haushaltsübliche Leitungsdruck. Bei größeren Produktionsmengen oder geringem Leitungsdruck werden zusätzlich Pumpen zur Druckerhöhung eingesetzt.

Aufgaben
Mit der Umkehr-Osmose sollen groß- und kleinmolekulare Partikel aus dem Leitungs-Trinkwasser entfernt werden. Da das H_2O-Molekül das kleinste ist, erfolgt eine nahezu vollständige Reinigung des Trinkwassers von allen anderen Stoffen. Auch alle gelösten Mineralien werden bei diesem System mit entfernt.

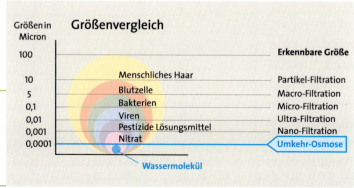

Mikroskopisch kleine Poren sorgen dafür, dass nur Wassermoleküle die Membran passieren können. Alle anderen Stoffe werden mit dem nachfließenden Wasser abgespült

Reinigungsverfahren | Umkehr-Osmose

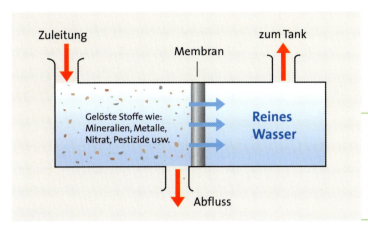

Bei der Umkehr-Osmose wird ein in der Natur vorkommender Vorgang umgekehrt: Mit Druck wird das Wasser gegen eine Membran gepresst, die nur einseitig durchlässig ist

Verfahren

Bei diesem Verfahren wird das Leitungswasser unter Druck durch eine halbdurchlässige (semipermeable) Membran mit mikroskopisch kleinen Poren gedrückt. Da es sich genau genommen um eine Filterung handelt, wird dieses Verfahren auch Hyperfiltration genannt.

Da die Wassermoleküle kleiner als die anderen im Wasser befindlichen Stoffmoleküle sind, können im Allgemeinen nur Wassermoleküle die Membranporen passieren. Es findet ein molekularer Trennungsprozess statt: Die Wassermoleküle passieren die Membran, während die großmolekularen gelösten Stoffe wie Salze, Mineralien, Nitrat, Schwermetalle, Pestizide und Medikamentenrückstände nahezu vollständig zurückgehalten werden. Diese Stoffmoleküle verbleiben vor der Membran und gelangen daher nicht ins gereinigte Trinkwasser, sondern werden vom nachfließenden Wasser abgespült und verlassen mit diesem das Umkehr-Osmose-Gerät als Abwasser. Bei den Haushaltsgeräten genügt der Leitungsdruck von 2 bis 6 bar.

Umkehr-Osmose erzeugt also immer ein „Frischwasser" und ein „Abwasser". Leistungsfähige Systeme arbeiten hier im Verhältnis von 1:3. Es gibt jedoch auch Geräte, die für die Gewinnung von einem Liter gereinigtem Wasser bis zu zehn und

Die Umkehr-Osmose kann nahezu alle Inhaltsstoffe aus dem Wasser entfernen

mehr Liter benötigen. Der Rest geht ins Abwasser. Ein wesentlich günstigeres Verhältnis von Frischwasser zu Abwasser produzieren die Geräte der neuesten Generation, die mit einer Pumpe arbeiten (zum Beispiel Elektrolux, Wapura). Vor die Membran sind häufig Vorfilter aus Gewebe oder Aktivkohle eingesetzt, um die Membran zu schützen. Dieses Verfahren filtriert sehr langsam, deshalb ist bei vielen Anlagen ein Vorratstank installiert. Die Tanks neigen allerdings dazu, einen unerwünschten Geschmack an das gereinigte Wasser abzugeben. Daher ist oft auch noch ein Nachfilter aus Aktivkohle eingebaut. Bei Systemen mit Vorratstank sollte darauf geachtet werden, dass dieser Tank regelmäßig gereinigt (desinfiziert) wird, um einer Verkeimung vorzubeugen. Offene, drucklose Tank-Systeme und besonders lichtdurchlässige Glasballons neigen im Vergleich zu integrierten Vorratstanks, die unter Druck stehen, eher zur Verkeimung. Die neueste Entwicklung geht dahin, Umkehr-Osmose-Geräte ohne Vorratstanks zu konstruieren (etwa Elektrolux), um diesen Nachteil auszugleichen. Damit wird stehendes Wasser vermieden. Das reine Wasser wird direkt aus frischem Leitungswasser produziert, wann immer Sie es brauchen.

Vorteile

Umkehr-Osmose-Geräte produzieren immer Frischwasser und Abwasser. Achten Sie beim Kauf auf ein günstiges Verhältnis

Die Umkehr-Osmose ist in der Lage, Schadstoffe wie Schwermetalle, Pestizide, polare Pestizide, Medikamentenrückstände, Bakterien, Mikroorganismen, Asbestfasern, Nitrat und Nitrit, Chlor und Chlorabbauprodukte sowie Mineralien nahezu vollständig aus dem Leitungswasser zu entfernen. Einige dieser Substanzen können ausschließlich mit der Umkehr-Osmose oder mit einem Destilliergerät aus dem Leitungswasser entfernt werden. Dadurch wird ein hochgradig reines Wasser erreicht. Durch den hohen Reinheitsgrad hat das Umkehr-Osmose-Wasser ein hohes Entgiftungspotenzial im Körper.

Reinigungsverfahren | *Umkehr-Osmose*

Umkehr-Osmose-Geräte arbeiten ohne den Einsatz von Chemie und Energie, außer wenn zur zusätzlichen Druckerzeugung eine elektrische Pumpe eingesetzt wird.

Nachteile

Der Wasserverbrauch der Umkehr-Osmose ist relativ hoch: Wenn man bedenkt, dass man für einen Liter gereinigten Wassers drei bis zehn Liter Leitungswasser benötigt – oder sogar noch mehr –, ist dies weder ökonomisch noch ökologisch. Die Menge des Abwassers kann bei manchen Herstellern durch den Einbau einer Pumpe verringert werden, allerdings treten bei elektrischen Pumpen dann Stromkosten auf. Permeatpumpen arbeiten hingegen ebenso zuverlässig und benötigen keinen Strom.

Wenn das Osmose-Gerät längere Zeit nicht benützt wurde, muss die Membran unbedingt vor der Wasseraufbereitung gespült werden

Info

Auf der Suche nach Argumenten für das eigene Reinigungsverfahren machen Verkäufer auch von unseriösen Methoden Gebrauch. Gerade von Umkehr-Osmose-Händlern wird immer wieder ein Gerät verwendet, das mittels Stromfluss farbig schäumendes Wasser erzeugt. Nur: Mit Umkehr-Osmose behandeltes Wasser schäumt nicht und wird auch nicht unappetitlich verfärbt. Die Ursache dieser Phänomene ist nicht der Schadstoffgehalt des Wassers, sondern die Fähigkeit des Leitungswassers, Strom zu leiten. Denn was den Schaum verursacht, sind nicht die Inhaltsstoffe des Wassers, sondern die Materialien der Metallstäbe, die ins Wasser gestellt wurden. Reines H_2O – wie das nach der Umkehr-Osmose – kann keinen Strom leiten, weil es keine Mineralien enthält. Deshalb können die Metallstäbe nicht reagieren. Seriöse Verkäufer zeigen die Leitfähigkeit des Wassers mit einem Messgerät. Nur sind Zahlen nicht so spektakulär wie hässlicher Schaum.

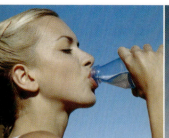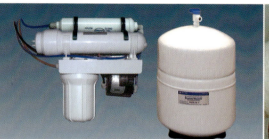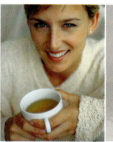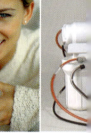

Zu bedenken ist auch, dass der pH-Wert des Umkehr-Osmose-Wassers je nach ursprünglicher Qualität des Wassers mehr oder weniger im sauren Bereich liegt.

Wenn das Gerät längere Zeit nicht in Betrieb war, sollte es vor Ingebrauchnahme durchgespült werden, um das Eindringen von Stoffwechselprodukten der an der Membran haftenden Mikroorganismen zu verhindern. Dies trifft nicht zu bei Geräten der neuesten Generation (etwa Elektrolux), da hier alle sechs Stunden die Membran automatisch mit Wasser gespült wird. Dies beugt auch einer Schädigung der Membran bei längerem Nichtgebrauch vor. Bei Systemen mit Vorratstank ist eine regelmäßige Reinigung des Tanks zu empfehlen. Lichtdurchlässige Ballons neigen zur Verkeimung.

Bei Untertischgeräten ist der Anschluss durch eine Fachkraft empfehlenswert. In einigen Fällen sind je nach Anlagentyp Wartungsverträge sinnvoll, da der Verbraucher den Austausch der Verbrauchselemente nicht immer selbst vornehmen kann. Geräte der neuesten Generation erinnern durch eine eingebaute Wasserqualitätsanzeige an den fälligen Service.

Kosten, Installation, Wartung

Die Umkehr-Osmose-Geräte werden als Küchengeräte angeboten. Sie sind nicht für die Wasserversorgung des ganzen Hauses gedacht. Es gibt Auftisch- und Untertischgeräte. Die Auftischgeräte können Sie im Allgemeinen selbst installieren, die Montage

Reinigungsverfahren | Umkehr-Osmose

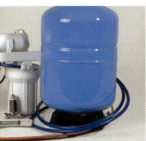
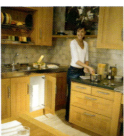
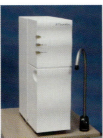
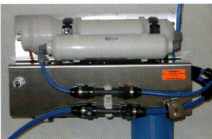

der Untertischgeräte sollte von einem Fachmann durchgeführt werden. Die Membranen bedürfen der regelmäßigen Prüfung, da sich die Poren mit der Zeit vergrößern und somit auch für andere Stoffe durchlässig werden. Auch die vor- und nachgeschalteten Partikel- oder Aktivkohlefilter müssen in regelmäßigen Abständen (nach sechs Monaten) ausgetauscht werden. Manche Hersteller bieten einen Montage- und Wartungsservice an. Letzterer ist für den Austausch von Vorfiltern oder zumindest der Membran auch nötig. Ein guter Service erinnert Sie auch rechtzeitig an den Austausch der Membran. Die Geräte haben in der Regel eine hohe Lebensdauer.

Der Preis der Geräte liegt zwischen 250 und 2.500 Euro. Für Wartung, Austauschfilter und Austauschmembran müssen zusätzliche Kosten einkalkuliert werden. Die Kosten für Austauschmembran und Austauschfilter sowie die Wartungskosten sollten vor der Anschaffung des Gerätes in die Entscheidung mit einbezogen werden.

Fazit

Die Umkehr-Osmose ist eine sehr effektive Methode, Wasser fast hundertprozentig von allen anderen Stoffen zu reinigen. Bei relevanten Mengen von Nitrat oder Nitrit im Trinkwasser ist die Umkehr-Osmose ein ideales Verfahren. Dies gilt ebenso, wenn Sie mineralfreies Wasser herstellen möchten. Durch den hohen Reinheitsgrad hat das Umkehr-Osmose-Wasser ein hohes

Hersteller

AQUA NOVA GmbH
Baierbacher Str. 152
D-83071 Stephanskirchen
Tel.: 0 80 36 / 9 04 90
Fax: 0 80 36 / 90 49 49
info@aqua-nova.de
www.aqua-nova.de
Generalvertretung für
Elektrolux Umkehr-Osmose
in Deutschland, Österreich
und Schweiz

Elektrolux
Vertrieb über AQUA NOVA GmbH

WAPURA Trinkwasserreinigungs GmbH
Pfalzgrafenstraße 6
D-48465 Schüttorf
Tel.: 0 18 05 / 92 78 72
Fax: 0 59 23 / 68 24
info@wapura.de
www.wapura.de

Hersteller

CWE Clear Water Equipment GmbH
Römerweg 3
D-82346 Erling/Andechs
Tel.: 0 81 52 / 96 76 10
Fax: 0 81 52 / 96 76 11
cwe-wassersysteme@t-online.de
www.therapeutisches-haus.de

GWG mbH
Daimlerstraße 2-4
D-77948 Friesenheim
Tel.: 0 78 21 / 63 33 70
Fax: 0 78 21 / 63 33 64
info@ purolux.de
www.purolux.de

ALVITO GmbH
Hillerstraße 25
D-90429 Nürnberg
Tel.: 09 11 / 32 15 21
Fax: 09 11 / 32 15 22
info@alvito.de
www.alvito.de

Mewald GmbH
Industriestraße 1+2
A-2486 Pottendorf
Tel.: +43 (0) 26 23 / 7 22 25
Fax: +43 (0) 26 23 / 7 22 25 22
wolfgang.weisz@mewald.at
www.mewald.at

COMPLEXX Smith & Mohr GbR
Max-Planck-Straße 5
D-23701 Eutin
Tel.: 0 45 21 / 7 82 23
Fax: 0 45 21 / 7 82 24
complexx@t-online.de
www.complexx-center.de

AQUAPUR GmbH & Co. KG
Korbinianstraße 10
D-83395 Freilassing
Tel.: 0 86 54 / 57 66 57
Fax: 0 86 54 / 57 66 58
www.aquapur-wasserfilter.de

Bewertung	Umkehr-Osmose
Geräteart	Küchengerät
Installation	selbst / Fachkraft
Chemische Reinigung *vollständig*	nahezu vollständige Reinigung von Schwermetallen, Pestiziden, polaren Pestiziden, Medikamentenrückständen, Bakterien, Mikroorganismen, Asbestfasern, Nitrat und Nitrit, Chlor und Chlorabbauprodukten und Mineralien
Belebung	nein
Leistung *Geräte mit Vorratstank* *Geräte mit Pumpe*	ein bis vier Liter pro Stunde unbegrenzt
Wartung	notwendig. Austausch von Vorfiltern und Kohlefiltern alle sechs Monate. Wartungsvertrag bei Einbaugeräten empfehlenswert
Laufende Kosten	Vorfilter und Kohlefilter nach zwei bis fünf Jahren Austausch der Membran und des Wassertanks Service
Anschaffungskosten	zwischen 250 und 2.500 Euro

Entgiftungspotenzial. Die Filter und die Membran des Umkehr-Osmose-Gerätes müssen allerdings regelmäßig ausgewechselt werden. Die Wirkung beschränkt sich auf die chemisch messbaren Inhaltsstoffe des Wassers. Zur Behandlung unerwünschter Schadstoffinformationen sind diese Geräte nicht geeignet. Jedoch ist es ganz einfach, eine Umkehr-Osmose mit einem Vitalisierungsgerät zu kombinieren. Zum Teil werden auch schon Kombinationsgeräte angeboten. Bezüglich Bedienungsfreundlichkeit, Komfort, Sicherheit und Ausstattung weisen die angebotenen Geräte große Unterschiede auf.

Reinigungsverfahren | *Dampfdestillation*

Die Dampfdestillation

Die Dampfdestillation war vor der Entwicklung der Umkehr-Osmose das verbreitetste Verfahren zur Herstellung von schadstoff- und mineralfreiem Wasser. Bei der Dampfdestillation wird das Reinigungsverfahren der Natur imitiert. Wasser wird verdampft, und die schwereren Inhaltsstoffe bleiben im Verdampfungsgefäß zurück. Durch Abkühlung kondensiert der Dampf und wird wieder zu Wasser. Heute wird die Dampfdestillation zunehmend von der Umkehr-Osmose abgelöst.

Aufgaben
Die Dampfdestillation soll Schadstoffe und Mineralien aus dem Leitungswasser mittels Kondensation entfernen.

Verfahren
Das Leitungswasser wird durch Erhitzen, also unter Stromverbrauch, verdampft und durch Abkühlen wieder zu Wasser kondensiert. Dabei werden praktisch alle Schadstoffe und Mineralien aus dem Wasser eliminiert. Leichtflüchtige Substanzen wie Benzol oder Chlor bleiben jedoch im Wasserdampf und

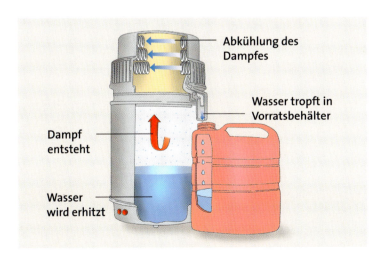

werden rekondensiert. Deshalb sollte Wasser entweder vor oder nach dem Destilliervorgang über eine Aktivkohle zusätzlich gereinigt werden. Das so gewonnene Wasser ist dann nahezu frei von allen anderen Stoffen. Das Kondensat wird in einem Vorratsbehälter aufgefangen.

Bei der Verdampfung sollen Wasserstoffbrücken gespalten und so auch darin gespeicherte Schadstoffschwingungen zerstört werden. Dies würde dann allerdings nicht nur für negative, sondern auch für positive Schwingungen zutreffen. Ob eine informelle Reinigung tatsächlich stattfindet, kann nicht bewiesen werden, da hierfür geeignete Untersuchungsverfahren bis heute fehlen. Beispielsweise ist keine Methode bekannt, mit der die Schwingung von Blei nachzuweisen ist. Tatsache aber ist, dass destilliertes Wasser sehr informationsarm ist, denn destilliertes Wasser lässt sich im Vergleich zu unbehandeltem Wasser, wie Untersuchungen gezeigt haben, nur mehr schwer vitalisieren.

Die Dampfdestillation imitiert das Reinigungsverfahren der Natur

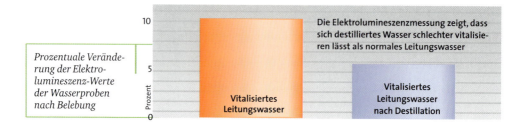

Prozentuale Veränderung der Elektrolumineszenz-Werte der Wasserproben nach Belebung

Die Elektrolumineszenzmessung zeigt, dass sich destilliertes Wasser schlechter vitalisieren lässt als normales Leitungswasser

Vorteile

Durch die Dampfdestillation werden nahezu alle Inhaltsstoffe vollständig entfernt. Dadurch wird ein hochgradig reines Wasser erreicht. Durch den hohen Reinheitsgrad hat das Destillierwasser ein hohes Entgiftungspotenzial im Körper.

Nachteile

Leichtflüchtige Substanzen wie Benzol oder andere organische Verbindungen müssen über einen zusätzlichen Aktivkohlefilter

| Reinigungsverfahren | *Dampfdestillation* |

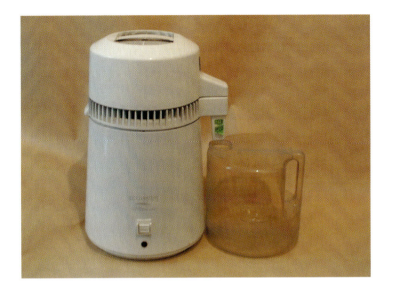

entfernt werden. Nach dem Destilliervorgang ist eine gründliche Reinigung des Gerätes von Rückständen des Wassers notwendig. Für die Destillation muss ein nicht unerheblicher Stromverbrauch einkalkuliert werden (zirka eine Kilowattstunde pro einem Liter Wasser). Gleichzeitig ist der Zeitaufwand für die aufbereitete Menge mit einem Liter pro Stunde relativ hoch. Für die Zubereitung von Wasser als Getränk ist die Methode jedoch auch für eine Familie ausreichend. Zu bedenken ist, dass der pH-Wert des Destillierwassers mit einem Wert um pH 4 sehr sauer ist. Destilliertes Wasser lässt sich praktisch nicht mehr energetisieren. Dampfdestilliertes Wasser ist für viele vom Geschmack her sehr gewöhnungsbedürftig. Ein Beleg für die Annahme, dass offenbar doch ein paar Mineralien im Wasser notwendig sind, um einen guten Geschmack zu erzeugen.

> Der Geschmack des destillierten Wassers ist sehr gewöhnungsbedürftig, darum unbedingt vorher erst mal probieren!

Kosten, Installation, Wartung
Die Küchengeräte sind leicht aufzustellen. Sie kosten etwa 300 bis 500 Euro. Sie sind bis auf das Auswechseln der Aktivkohle-

Bewertung	Dampfdestillation
Geräteart	Küchengerät
Installation	selbst
Chemische Reinigung *vollständig*	nahezu vollständige Reinigung von Schwermetallen, Pestiziden, polaren Pestiziden, Medikamentenrückständen, Bakterien, Mikroorganismen, Asbestfasern, Nitrat und Nitrit, Mineralien
nur bei zusätzlichem Aktivkohlefilter	organische Verbindungen, Chlor und Chlorabbauprodukte
Belebung	nein
Leistung	1 Liter pro Stunde
Wartung	wartungsfrei bis auf Aktivkohlefilter Reinigung des Destilliergerätes nach Nutzung
Laufende Kosten	Strom, Aktivkohlefilter ca. 6 bis 35 Euro
Anschaffungskosten	300 bis 500 Euro

filter weitgehend wartungsfrei. Es entstehen nur die Stromkosten und die Kosten für Aktivkohle-Ersatzfilter.

Fazit

Wenn Sie an einer nahezu vollständigen chemischen Reinigung Ihres Trinkwassers von Schadstoffen und Mineralien interessiert sind, ist die Dampfdestillation ein geeignetes Verfahren.
Für die Beseitigung leichtflüchtiger Substanzen wie Chlor und organische Verbindungen ist die Dampfdestillation allerdings nicht geeignet. Der hierzu notwendige Akitvkohlefilter ist jedoch in den meisten handelsüblichen Geräten enthalten.
Bei einer relevanten Belastung des Trinkwassers mit Nitrat oder Nitrit ist die Dampfdestillation neben der Umkehr-Osmose ein gutes Verfahren.

Hersteller

VITACRON GmbH:
Gottlieb-Daimler-Straße 10
D-82140 Olching
Tel.: 0 81 42 / 3 00 13
Fax: 0 81 42 / 4 13 20
info@vitacron.de
www.vitacron.de

| Reinigungsverfahren | *Ionenaustauscher* |

Zentrale Hausanlagen (Brauchwasser)

Ebenso wie die oben vorgestellten Küchenfilter führen auch hier alle vorgestellten Systeme zu einer verfahrensabhängigen Veränderung des Leitungswassers. Bevor Sie sich für den Einsatz dieser Geräte entscheiden, sollten Sie wissen, was Sie verändern möchten und ob das jeweilige Verfahren nicht auch Nachteile hat. Grundsätzlich gilt, dass alle Anlagen, die in die Hauptleitung – also zum Beispiel hinter der Wasseruhr – eingebaut sind, nicht geeignet sind, um Verunreinigungen des Leitungswassers aus Hausleitungen zu behandeln. Das kann nur am Ende der Wasserleitung mittels der oben beschriebenen Küchengeräte geschehen. Die üblichen Geräte auf dem Markt können unterteilt werden in Ionenaustauscher, Aktivkohle-Blockfilter, Kalk-Katalysatoren und Kalkwandler. Klassische Zentralfilteranlagen mit einem Siebeinsatz werden hier nicht weiter vorgestellt, da diese lediglich Grob-Partikel zurückhalten sollen und keinen weiteren Einfluss auf das Wasser haben. Grundsätzlich wird jedoch vorausgesetzt, dass in den Hausleitungen ein solcher Vorfilter den hier vorgestellten Filteranlagen vorgeschaltet ist, um einen störungsfreien Betrieb zu ermöglichen.

Zentral installierte Reinigungsgeräte eignen sich nicht dafür, durch Hausleitungen verursachte Verunreinigungen zu behandeln

Der Ionenaustauscher
(Enthärtungsanlage bzw. Denitrifikationsanlage)

Aufgaben

Kationen-Austauscher (Enthärtungsanlagen) sollen vor allem die Wasserhärte, also Kalkablagerungen, an Waschmaschinen, Spülmaschinen, Fliesen, Duschen, Wasserhähnen und auch in Rohrleitungen mindern. Hingegen werden die Anionen-Austauscher eingesetzt, um Nitrat aus dem Wasser zu entfernen.

Verfahren

Bei Ionenaustauschern handelt es sich um ein Verfahren, das im eigentlichen Sinne kein Filterverfahren ist. Denn ein Filter

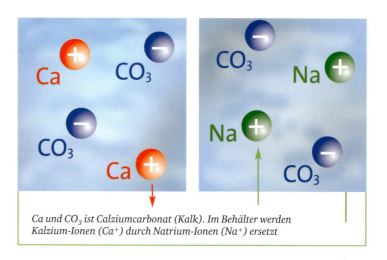

Ca und CO$_3$ ist Calziumcarbonat (Kalk). Im Behälter werden Kalzium-Ionen (Ca$^+$) durch Natrium-Ionen (Na$^+$) ersetzt

Der Ionenaustauscher filtert Kalkbestandteile aus dem Wasser. Im Gegenzug wird Kochsalz hinzugegeben

ist ein Verfahren, mit dem über eine Art Sieb zum Beispiel bestimmte Stoffe gezielt zurückgehalten werden.

Das Prinzip des Ionenaustauschers ist jedoch ein anderes. Ionenaustauscher bestehen in der Regel aus einem großen Behälter, in dem sich die Ionenaustauscher-Granulate befinden. Durch diesen Behälter muss bei einer Hausanlage das gesamte Wasser fließen. In dem Moment, in dem das Wasser mit dem Granulat in Kontakt tritt, werden Ionen, zum Beispiel Magnesium-Ionen und Kalzium-Ionen, aus dem Wasser aufgenommen und im Granulat „festgehalten". Für jedes aufgenommene Ion ist aber immer gleichzeitig ein anderes Ion an das Wasser abgegeben worden.

Es findet also ein kontinuierlicher Ionen-Austausch zwischen Granulat und Wasser statt. Das Granulat selbst besteht bei allen handelsüblichen Anlagen aus einem bestimmten Kunststoff. Um die nötige hohe Menge an Ionen überhaupt abgeben und aufnehmen zu können, sind diese Granulate sehr porös und haben dadurch eine extrem große innere Oberfläche.

Ionenaustauscher werden in zwei verschiedenen Varianten angeboten: zum einen als Anionen-Austauscher, die in der

Reinigungsverfahren | Ionenaustauscher

Regel dem Wasser Nitrat entziehen, zum anderen als Kationen-Austauscher, die Kalzium und Magnesium (umgangssprachlich als „Kalk" bezeichnet) entfernen. Grundsätzlich wird bei diesem Verfahren – sowohl beim Anionen-Austauscher als auch beim Kationen-Austauscher – für die aufgenommenen Ionen eine Natriumverbindung an das Trinkwasser abgegeben. Wer also sein Wasser mit Ionenaustauschern behandeln möchte, muss wissen, dass nicht nur etwas vom Wasser aufgenommen, sondern auch etwas ans Wasser abgegeben wird.

In der Industrie werden heute oft andere Kunststoffgranulate oder auch natürliche Ionenaustauscher (zum Beispiel Zeolithe, das sind spezielle Gesteinsformen) eingesetzt, die nicht Natriumverbindungen abgeben. Stattdessen werden dann zum Beispiel Wasserstoff-Ionen oder Kohlensäure freigesetzt. Jedoch

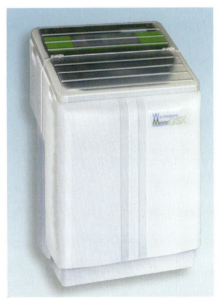

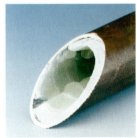

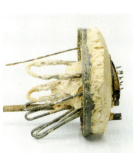

Ein Ionenaustauscher kann entweder Nitrat oder Kalk aus dem Wasser herausfiltern

Durch den Ionenaustauscher erhält man ein Wasser im Härtebereich 1 oder 2. Dadurch können Waschmittel eingespart und Rohre, Armaturen und Geräte vor Kalkablagerungen geschützt werden.

kann im Haushalt nur auf die herkömmlichen Granulate zurückgegriffen werden, um eine unproblematische Regenerierung durchzuführen. Sind die Ionenaustauscher nämlich mit Kalzium und Magnesium oder Nitrat voll angereichert, werden sie mit einer Natriumchloridlösung gespült und wieder „neu aufgeladen". Deshalb muss bei diesen Geräten regelmäßig „Regeneriersalz" nachgefüllt werden. Vielen von Ihnen wird das Regeneriersalz von der Spülmaschine bekannt sein, denn in den Spülmaschinen ist immer ein kleiner Kationen-Austauscher eingebaut. Ebenso wie bei Hausanlagen verbraucht sich dieses Salz und muss wieder aufgefüllt werden.

Vorteile

Kationen-Austauscher verringern durch die Aufnahme von Kalzium und Magnesium die Wasserhärte und sind ein wirksamer Schutz für technische Geräte wie Spülmaschinen, Waschmaschinen und Rohrleitungen. Schon kurze Zeit nach dem Einbau einer Enthärtungsanlage lassen sich positive Veränderungen an den Haushaltsgeräten und Armaturen feststellen.

Anionen-Austauscher verringern bzw. entfernen durch die Aufnahme von Nitrat den Nitratgehalt des Leitungswassers. Bei hohen Nitratkonzentrationen sind diese Denitrifikations-Anlagen bisher das einzige wirksame Verfahren, um das gesamte Leitungswasser von Nitrat zu befreien.

Ionenaustauscher benötigen für ihre Funktion regelmäßig Regeneriersalz

Nachteile

Durch den Ionenaustausch lassen sich zwar bestimmte unerwünschte Stoffe entfernen, allerdings findet lediglich ein Austausch statt.

Wird Kalk oder Nitrat entfernt, werden im Gegenzug Natriumchlorid-Ionen an das Wasser abgegeben. Das kann besonders für Bluthochdruckpatienten problematisch sein. Bei zentralen Hausgeräten ist darauf zu achten, dass permanent spezielles

Reinigungsverfahren | *Ionenaustauscher*

Regeneriersalz zugeführt werden muss, mit dem das Ionenaustauscherharz rückgespült wird. Bei diesem Spülvorgang wird überschüssiges Natriumchlorid an das Abwasser abgegeben. Ebenso werden die vorher aufgenommenen Kalzium- und Magnesium-Ionen oder Nitrat-Ionen nahezu komplett an das Abwasser abgegeben. Dieses stark angereicherte Abwasser fließt dann über die Kanalisation in die Klärwerke. Würden zu viele Haushalte Ionenaustauscher einsetzen, könnten die Kläranlagen dies nicht mehr bewältigen.

Die Wirksamkeit der Ionenaustauscher nimmt mit der Reduktion der Austauschkapazität plötzlich ab. Deshalb sollten nur Geräte eingesetzt werden, die mit einer automatischen Rückspülung ausgestattet sind.

Das Abwasser der Ionenaustauscher stellt eine Belastung für die Umwelt dar

Da die eingesetzten Granulate zu einer Verkeimung neigen, wird in zyklischen Abständen – meist mit dem Regenerieren – eine Desinfektion, zum Beispiel mit Chlor, vorgenommen. Auch das Chlor wird an das Abwasser abgegeben und gelangt somit ins Klärwerk. Außerdem wird durch den Einsatz von Ionenaustauschern der pH-Wert des Wassers gesenkt.

Kosten, Installation, Wartung

Die Installation muss von einem Fachmann vorgenommen werden. Für die korrekte Arbeitsleistung des Gerätes ist eine regelmäßige Wartung notwendig. Hier empfiehlt sich der Abschluss eines Servicevertrages. Die Anschaffungskosten für die Geräte liegen zwischen 2.000 und 5.000 Euro. Zusätzlich fallen Kosten für Salz, Harze und Service an.

Fazit

Ionenaustauscher eignen sich besonders zur Minderung der Wasserhärte bei ansonsten qualitativ gutem Leitungswasser. Auch eine Nitratbelastung kann erfolgreich behandelt werden. Der Anionen-Austauscher ist sogar das einzige Gerät, das bei

Bewertung	Ionenaustauscher
Geräteart	zentrale Hausanlagen
Installation	Fachmann
Chemische Reinigung	Kalzium/Magnesium oder Nitrat im Austausch gegen Natriumchlorid
Belebung	nein
Leistung	ca. 500 Liter pro Stunde
Wartung	notwendig
Laufende Kosten	Salz, Harz, Desinfektionsmittel, Service
Anschaffungskosten	zwischen 2.000 und 5.000 Euro

Der Ionenaustauscher ist das einzige Gerät, mit dem das gesamte Leitungswasser von Nitrat befreit werden kann

zu hohen Nitratbelastungen das gesamte Hauswasser von Nitrat befreien kann. Der Wartungsaufwand und die laufenden Kosten sind erheblich. Die Geräte haben einen hohen Wirkungsgrad, sind aber vergleichsweise teuer.

Beim Einsatz dieser Geräte muss Ihnen bewusst sein, dass Ihr Wasser mit Natriumchlorid angereichert wird. Wägen Sie also einen Einsatz unter Betrachtung des Nutzens und diesem Nachteil ab. Eine Behandlung von Informationen findet nicht statt, kann aber in Ergänzung mit den weiter unten beschriebenen Geräten unproblematisch durchgeführt werden. Schadstoffe, die erst im Hausleitungsnetz entstehen, bleiben unberücksichtigt.

Hersteller

Es ist nicht sinnvoll, sich direkt an Hersteller zu wenden. Zum Kauf oder zur weiteren Beratung von Ionenaustauschern wenden Sie sich bitte an einen Installateur in Ihrer Nähe. Nahezu jedes Unternehmen vertreibt diese Geräte.

Reinigungsverfahren | *Aktivkohle-Blockfilter als zentrale Anlage*

Der Aktivkohle-Blockfilter als zentrale Anlage

Ebenso wie im Küchenbereich können Blockfilter auch zur Filtration des gesamten Hauswassers genutzt werden. Ein wichtiger Unterschied zu den Küchengeräten ist, dass eine Bakterienrückhaltung nicht stattfinden kann, da diese Systeme nicht in der Lage sind, derart fein zu filtern.

Aufgaben

Aktivkohle-Blockfilter als Hausgeräte sollen bestimmte Stoffe aus dem gesamten Hauswasser filtern.

Durch die Filterfeinheit der Blockfilter werden Partikel jeder Art aus dem Wasser entfernt. Die Feinstpartikel im Wasser bestehen aus Ablösungen aus dem zuführenden Wasserleitungsnetz. Kommen diese Partikel ungehindert in das häusliche Leitungsnetz, kann durch metallische Partikel Induktionsrost

Der Aktivkohle-Blockfilter als zentrale Anlage ist im Gegensatz zu den Küchengeräten nicht in der Lage, Bakterien aus dem Wasser zu filtern

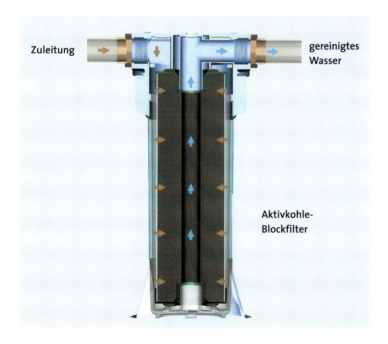

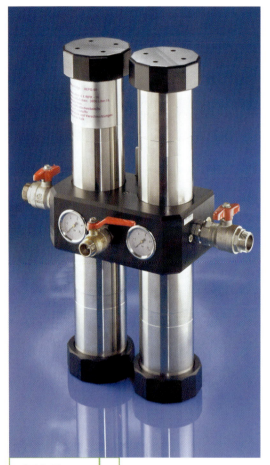

Aktivkohle-Blockfilter als zentrale Anlage

entstehen. Auch lassen kalkhaltige Partikel die Rohre in den Hausleitungen schneller verkalken. Diese Partikel können bei empfindlichen Menschen unangenehme Hautreaktionen beim Duschen und Baden hervorrufen, etwa eine Reizung der Haut. Weiter haben Wissenschaftler über Untersuchungen herausgefunden, dass Menschen Partikel bis zu einer Größe von $23\mu m$ im Mund fühlen können. Deshalb sollte ein Filter nicht gröber sein als beispielsweise $20\mu m$.

Da die Blockfilter aus Aktivkohle bestehen, werden zusätzlich durch Adsorption Desinfektionsmittel wie Chlor oder Chlordioxid entfernt, aber auch andere Schadstoffe, die sich noch im Wasser ab Wasserwerk befinden können, wie Spuren von Pestiziden oder andere organische Verunreinigungen.

Verfahren

Das Verfahren ist identisch mit den Systemen, die in dem Kapitel Aktivkohle-Blockfilter/Küchengeräte beschrieben wurden. Die Systeme unterscheiden sich im Wesentlichen in der Filterfeinheit:

Küchengeräte müssen Bakterien zurückhalten können. Hausgeräte würden bei der dazu nötigen Filterfeinheit jedoch viel zu wenig Wasser durchfließen lassen. Ihre Filter sind daher ein gutes Stück gröber.

| Reinigungsverfahren | Aktivkohle-Blockfilter als zentrale Anlage |

Vorteile

Aktivkohle-Blockfilter reinigen das Wasser von nahezu allen Partikeln, die Rohrleitungen über Induktionsrost schädigen können. Auch Hautreizungen durch Desinfektionsmittel oder Feinstpartikel im Wasser werden verhindert.

Selbst wenn keine Enthärtung des Wassers durch die Blockfilter vorgenommen wird, werden Verkalkungen von Geräten durch die hohe Partikelentfernung vermindert. Das gesamte Hauswasser wird von unerwünschten organischen Verunreinigungen wie Pflanzenschutzmitteln befreit. Es wird nichts ans Wasser abgegeben.

Nachteile

In regelmäßigen Abständen von sechs Monaten müssen die Filterpatronen gewechselt werden. Ebenso wie bei den Küchengeräten findet eine Reduzierung von Mineralien oder auch Nitrat nicht statt. Im Vergleich zu Ionenaustauschern und Kalk-Katalysatoren ist die Verminderung von Kalkablagerungen gering.

Kosten, Installation, Wartung

Die Installation muss von einem Fachmann vorgenommen werden. Für eine korrekte Arbeitsleistung des Gerätes ist ein regelmäßiger Austausch der Filterpatronen notwendig, in der Regel alle sechs Monate. Die Anschaffungskosten für die Geräte liegen zwischen 1.400 und 2.500 Euro. Zusätzlich fallen Kosten für Ersatzfilterpatronen an.

Fazit

Blockfilter als Hausgeräte eignen sich besonders zur Beseitigung von Desinfektionsmitteln wie Chlor, zur Filtration von Schadstoffen wie Pflanzenschutzmitteln und zur Minderung von Kalkablagerungen, die durch Feinstpartikel verursacht

Als zentrale Anlage kann ein Aktivkohle-Blockfilter das gesamte Hauswasser von bestimmten Schadstoffen befreien

Hersteller

CARBONIT Filtertechnik GmbH
Dorfstraße 24c
D-29416 Dambeck/Altmark
Tel.: 03 90 35 / 95 50
Fax: 03 90 35 / 95 52 42
carbonit@westa.net
www.carbonit.com

ALVITO GmbH
Hillerstraße 25
D-90429 Nürnberg
Tel.: 09 11 / 32 15 21
Fax: 09 11 / 32 15 22
info@alvito.de
www.alvito.de

Gmelin Vertriebs GmbH
Erlinger Höhe 9
D-82346 Andechs
Tel.: 0 81 52 / 99 37 62
Fax: 0 81 52 / 99 37 67
gerd.gmelin@gmelin-vertrieb.de
www.gmelin-vertrieb.de

COMPLEXX Smith & Mohr GbR
Max-Planck-Straße 5
D-23701 Eutin
Tel.: 0 45 21 / 7 82 23
Fax: 0 45 21 / 7 82 24
complexx@t-online.de
www.complexx-center.de

KINÖOPATHIE GmbH
Hochgernstraße 4
D-83139 Söchtenau
Tel.: 0 80 55 / 91 26
Fax: 0 80 55 / 91 27
info@kinoeopathie.de
www.kinoeopathie.de

Hannemann Wassertechnik
Gut Feichten 1
D-85570 Markt Schwaben
Tel.: 0 81 21 / 47 83 60
Fax: 0 81 21 / 47 83 89
news@hannemann-wasser-technik.de
www.wasseroptimator.de

Bewertung	Aktivkohle-Blockfilter zentrale Anlagen
Geräteart	zentrale Hausanlagen
Installation	Fachmann
Chemische Reinigung	Desinfektionsmittel, Partikel organische Schadstoffe, Pestizide
Belebung	nein
Leistung	ab 200 Liter pro Stunde
Wartung	notwendig
Laufende Kosten	Ersatzfilterpatronen, 170 bis 400 Euro
Anschaffungskosten	zwischen 1.400 und 2.500 Euro

sind. Jedoch findet eine Enthärtung nicht statt und ist daher ein Kompromiss. Wenn lediglich Kalkablagerungen behandelt werden sollen, ist das Gerät eher ungeeignet oder aber durch ein anderes Gerät zur Stabilisierung von Kalk (siehe das folgende Kapitel „Kalk-Katalysator" oder weiter unten den Bereich „Belebung") zu ergänzen. Eine Reduzierung von Mineralien und Nitrat findet nicht statt.

Der Blockfilter ist jedoch das einzige Gerät, welches das gesamte Hauswasser von organischen Belastungen, Chlor sowie Feinstpartikeln befreien kann. Der Wartungsaufwand und die laufenden Kosten sind für eine Hausanlage überschaubar und angemessen.

Eine Behandlung von Informationen findet nicht statt, kann aber in Ergänzung mit den weiter unten beschriebenen Geräten unproblematisch durchgeführt werden. Schadstoffe, die erst im Hausleitungsnetz entstehen, können jedoch nicht entfernt werden.

Reinigungsverfahren | Kalk-Katalysator

Der Kalk-Katalysator

Neben den Ionenaustauschern und den Blockfiltern können auch so genannte Katalysatoren für das Hauswasser eingesetzt werden. Im Gegensatz zu den Ionenaustauschern geben diese Geräte nichts ans Wasser ab, nehmen aber auch nichts aus ihm auf. Die Katalysatoren bieten lediglich eine Art Reaktionsfläche, an der sich das Wasser verändert. Üblicherweise werden solche Geräte als zentrale Hausanlagen eingesetzt. Erhältlich sind aber auch Kleinstgeräte, etwa für Wasch- und Spülmaschinen. Da diese lediglich kleiner sind als die zentralen Anlagen, wird im Weiteren nur die Hausanlage vorgestellt.

Aufgaben

Kalk-Katalysatoren sollen die im Wasser gelösten Kalzium- und Magnesium-Ionen physikalisch verändern und umstrukturieren. Hierdurch sollen Verkalkungen von Geräten, Armaturen, Hausleitungen etc. vermindert oder verhindert werden.

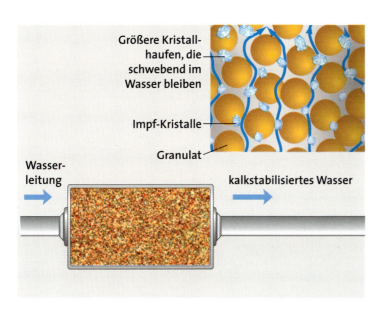

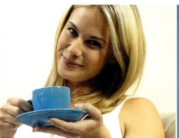 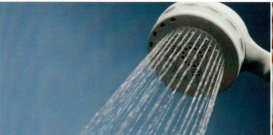 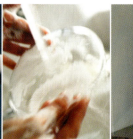

Kalk-Katalysatoren verändern das Wasser physikalisch. Es wird weder etwas gefiltert, noch wird dem Wasser etwas hinzugefügt

Verfahren

Ein Kalk-Katalysator besteht in der Regel aus einem Gehäuse, in dem sich die Katalysator-Granulate befinden. Das gesamte Hauswasser muss durch den Katalysator geführt werden. Wenn das Wasser die Granulate umspült, reagieren die gelösten Kalzium- und Magnesiumbestandteile des Wassers an der Oberfläche der Granulate. Im Gegensatz zu Ionenaustauschern findet jedoch keine Aufnahme und Abgabe von Ionen statt. Das Katalysator-Granulat sorgt lediglich dafür, dass sich ausreichend „Impfkristalle" bilden. Das Granulat wird dabei nicht verbraucht. An den Impfkristallen lagern sich andere gelöste Kalk-Ionen an und bilden größere gelöste Kristallhaufen, die dann schwebend im Wasser bleiben. Diese können sich nicht mehr hartnäckig an Oberflächen in Spülmaschinen und anderen Geräten sowie in Rohrleitungen oder auch an Sanitärkeramik festsetzen bzw. ablagern. Das Trinkwasser wird dabei nicht in seiner Zusammensetzung chemisch verändert.

Vorteile

Kalk-Katalysatoren bieten einen guten Schutz vor Kalkablagerungen im gesamten Haushaltsbereich. Es werden keine Stoffe an das Wasser abgegeben. Katalysatoren arbeiten nahezu wartungsfrei, nach einigen Jahren muss lediglich das Granulat ausgetauscht werden, wenn es von Partikeln aus dem Leitungs-

Reinigungsverfahren | *Kalk-Katalysator*

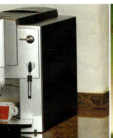 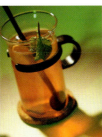 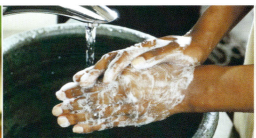 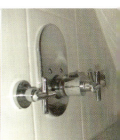

wasser zu stark verunreinigt ist und nicht mehr ausreichend wirkt. Es werden keine Chemikalien eingesetzt, und es muss keine Regenerierung vorgenommen werden.

Nachteile
Eine Reduzierung von Schadstoffen, Partikeln, Mineralien und Salzen oder Nitrat findet nicht statt. Hierzu müssen Kombinationen mit anderen Geräten installiert werden. Auch eine Ver-

Bewertung	Kalk-Katalysator
Geräteart	zentrale Hausanlagen
Installation	Fachmann
Chemische Reinigung	nein, aber Verringerung von Kalkablagerungen durch physikalische Behandlung
Belebung	nein
Leistung	unbegrenzt
Wartung	gering bis keine
Laufende Kosten	Granulatwechsel nach einigen Jahren
Anschaffungskosten	zwischen 1.500 und 4.500 Euro

Hersteller

AQUATRON GmbH
Am Mittleren Moos 48
D-86167 Augsburg
Tel.: 08 00 / 6 24 87 66
Fax: 08 21 / 3 43 25 71
info@aquatron.de
www.aquatron.de

MAITRON
info@maitron.de
www.maitron.de
Vertrieb über
AQUATRON GmbH

ALVITO GmbH
Hillerstraße 25
D-90429 Nürnberg
Tel.: 09 11 / 32 15 21
Fax: 09 11 / 32 15 22
info@alvito.de
www.alvito.de

COMPLEXX Smith & Mohr GbR
Max-Planck-Straße 5
D-23701 Eutin
Tel.: 0 45 21 / 7 82 23
Fax: 0 45 21 / 7 82 24
complexx@t-online.de
www.complexx-center.de

änderung der Schadstoff-informationen können diese Geräte nicht bewirken.

Kosten, Installation, Wartung
Die Installation muss von einem Fachmann vorgenommen werden. Für eine korrekte Arbeitsleistung des Gerätes ist lediglich ein Austausch der Katalysator-Granulate nach einigen Jahren notwendig. Wann dies erforderlich ist, hängt von den Verunreinigungen des Leitungswassers ab. Die Anschaffungskosten für die Geräte liegen zwischen 1.500 und 4.000 Euro.

Fazit
Kalk-Katalysatoren als Hausgeräte eignen sich besonders zur Verringerung von Kalkablagerungen und sind eine ökonomische und ökologische Alternative zu Kationen-Austauschern. Wenn lediglich Kalkablagerungen behandelt werden sollen, ist das Gerät sehr gut geeignet. Eine Abgabe von Stoffen findet ebenso wenig statt wie eine Reduzierung von Mineralien, Nitrat oder anderen Schadstoffen. Der Kalk-Katalysator ist jedoch eines der wenigen Geräte, das die gesamte Hauswasser-Installation wirkungsvoll vor Kalkablagerungen schützt, ohne das Wasser nachteilig zu verändern. Der Wartungsaufwand und die laufenden Kosten sind gering. Eine Behandlung von Informationen findet nicht statt, kann aber mit den weiter unten beschriebenen Geräten unproblematisch durchgeführt werden.

Reinigungsverfahren | Kalkwandlung durch Magnete

Die Kalkwandlung durch Magnete

Nahezu in jedem Baumarkt finden sich heute Magnetsysteme zur Stabilisierung von Kalk-Ionen im Wasser. Angeboten werden sowohl Permanent-Magnete als auch elektrische Magnete, die über Spulen und Strom ein Magnetfeld aufbauen. Dadurch wird der im fließenden Wasser gelöste Kalk physikalisch gefällt. Es bilden sich kleine Kristalle, an denen der überschüssige Kalk andockt. Somit bleibt der Kalk im fließenden Wasser in der Schwebe und setzt sich nicht an Leitungen, Haushaltsgeräten und Armaturen fest. Auch hier wird weder an das Wasser etwas abgegeben noch wird etwas aufgenommen. Vielmehr handelt es sich um eine physikalische Veränderung des Wassers.

Durch die Magnete bilden sich kleine „Impfkristalle", an denen der Kalk andocken kann

Aufgaben

Magnete sollen die im Wasser gelösten Kalzium- und Magnesium-Ionen in der Struktur so verändern, dass eine Ablagerung in Rohren, an der Keramik im Badezimmer oder auch in Töpfen und Geräten verhindert oder vermindert werden soll.

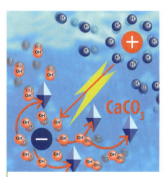

Durch eine kurzzeitige Spannung wird ein kleiner Teil des im Wasser gelösten Kalks spontan als Feststoff ausgefällt = Impfkristallbildung

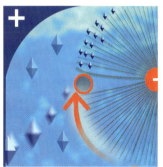

An einer Edelstahlbürste drehen sich Abstreifer, die alle dort abgelagerten Impfkristalle abstreifen und in das fließende Wasser katapultieren

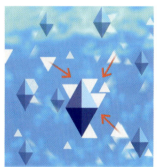

Überschüssiger Kalk dockt an die feinen Kalk-Impfkristalle an. Danach sind sie „gebunden", können sich nicht ablagern und fließen mit dem Wasser mit: harmlos für Wasserleitungen und Geräte

93

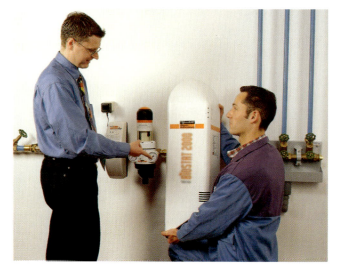
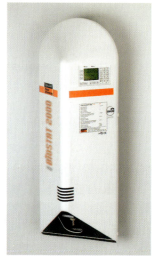

Verfahren

Permanent-Magnete werden an die Wasserleitung gehängt. Zur Erhöhung der Wirksamkeit umklammern die meisten Geräte hierzu die Rohrleitung. Die Spule des elektrischen Magneten wird um die Wasserleitung gewickelt, das Gerät wird an das Stromnetz angeschlossen.

In beiden Verfahren soll durch Umstrukturierung der gelösten Kalzium- und Magnesium-Ionen deren Anlagerung an so genannte Impfkristalle im Wasser gefördert werden. Dies führt dann zu einer Kalkstruktur, die sich nicht durch Verkrustung ablagern kann.

Die Wirkung von Magneten und Strom auf die Informationskraft des Wassers ist noch völlig unerforscht

Vorteile

Bezüglich der Kalkablagerung haben die Geräte eine gute Wirkung. Dem Wasser wird weder etwas hinzugefügt noch entzogen.

Nachteile

Die Einflüsse, die sowohl die Magnete als auch der Strom auf die Informationsfähigkeit des Wassers haben, ist bisher noch

Reinigungsverfahren | *Kalkwandlung durch Magnete*

unerforscht. Eine Reinigung und Belebung des Wassers findet bei dieser Methode nicht statt.

Kosten, Wartung, Installation

Die Installation der Geräte ist sehr einfach und benötigt keine Fachkenntnisse. Eine Wartung muss nicht durchgeführt werden. Jedoch empfiehlt sich ein jährliches kurzes Abmontieren der Magnete, um Anlagerungen von Metallpartikeln im Leitungsrohr zu vermeiden. Ansonsten entsteht die Gefahr von Induktionsrost. Die Investitionskosten liegen je nach Hersteller und Gerätegröße zwischen 50 und 500 Euro.

Fazit

Magnete sind eine preisgünstige Alternative zu anderen Verfahren der Kalkbehandlung. Die Installation ist einfach. Eine Vitalisierung oder eine Behandlung von Schadstoffen findet nicht statt. Die Auswirkungen auf die Informationsfähigkeit des Wassers sind unerforscht.

Bewertung	Magnetische Kalkwandler
Geräteart	Hausanlage
Installation	selbst
Chemische Reinigung	keine, aber Reduzierung von Kalkablagerungen
Belebung	nein
Leistung	unbegrenzt
Wartung	keine
Laufende Kosten	keine
Anschaffungskosten	zwischen 50 und 500 Euro

Hersteller

AQUATRON GmbH
Am Mittleren Moos 48
D-86167 Augsburg
Tel.: 08 00 / 6 24 87 66
Fax: 08 21 / 3 43 25 71
info@aquatron.de
www.aquatron.de

MAITRON
info@maitron.de
www.maitron.de
Vertrieb über AQUATRON GmbH

ALVITO GmbH
Hillerstraße 25
D-90429 Nürnberg
Tel.: 09 11 / 32 15 21
Fax: 09 11 / 32 15 22
info@alvito.de
www.alvito.de

JUDO Wasseraufbereitung GmbH
Postfach 380
D-71351 Winnenden
Tel.: 0 71 95 / 69 20
Fax: 0 71 95 / 69 21 10
www.judo-online.de
info@judo-online.de

Hannemann Wassertechnik
Gut Feichten 1
D-85570 Markt Schwaben
Tel.: 0 81 21 / 47 83 60
Fax: 0 81 21 / 47 83 89
news@hannemann-wasser-technik.de
www.wasseroptimator.de

GRÜNBECK Wasseraufbereitung GmbH
Postfach 1140
D-89416 Höchstadt/Donau
Tel.: 0 90 74 / 4 14 00
Fax: 0 90 74 / 4 11 00
info@gruenbeck.de
www.gruenbeck.de

Belebungs

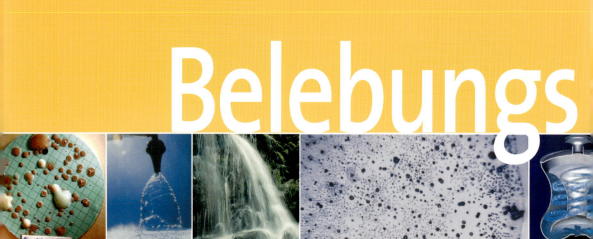

Belebungsverfahren | *Allgemein*

Verfahren

für das Leitungswasser

Im Gegensatz zur chemischen Reinigung hat sich bezüglich der feinstofflichen Behandlung von Wasser noch keine einheitliche Sprachregelung durchgesetzt. Die einen sprechen von Belebung und Vitalisierung des Wassers, die anderen von Strukturierung, Energetisierung oder Informationsbehandlung. Zum Teil werden alle diese Begriffe synonym gebraucht. Zum besseren Verständnis wird in diesem Buch der Begriff „Wasserbelebung" übergeordnet verwendet, alle anderen Bezeichnungen werden passend zur jeweiligen Belebungsart gewählt.

Schwierige Beurteilung von Belebungsgeräten

Während bei den Reinigungsverfahren die Wirksamkeit der einzelnen Geräte durch den Nachweis von Schadstoffen im Labor relativ einfach bewiesen werden kann, gestaltet sich dies bei den Verfahren zur Wasserbelebung schwieriger. Es gibt bisher noch kein einheitliches Messverfahren, mit dem bei allen Geräten Veränderungen des Wassers nachgewiesen werden können, obwohl die vorgestellten Belebungsgeräte offensichtlich alle in irgendeiner Weise eine Wirkung haben.

Auch wenn mit einem Messverfahren eine Veränderung festgestellt werden kann, so gibt es bisher keine Möglichkeit, diese Phänomene qualitativ oder quantitativ zu erfassen. Alle Versuche, sie mit klassischen, wissenschaftlichen Methoden zu beschreiben, sind bisher gescheitert. Ansätze einer Beweisfüh-

97

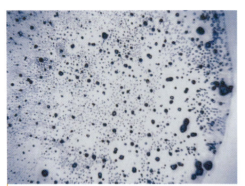
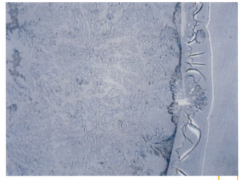

Die Wasserstruktur von Leitungswasser vor der Belebung

Die Wasserstruktur von Leitungswasser nach der Belebung durch CWE-Technologie (siehe S. 117)

rung wie Pendeln, Kirlianfotografie, Kristallstrukturbilder etc. können vielleicht eine Tendenz aufweisen, sie sind aber höchst individuell und subjektiv geprägt und haben deshalb auch keine naturwissenschaftliche Akzeptanz.

Versuch eines wissenschaftlichen Ansatzes

Anerkannte wissenschaftliche Methoden sind nur Messungen physikalischer Parameter wie das zum Beispiel bei der Elektrolumineszenz (Leuchtanregung) der Fall ist oder bei der Bestimmung der Oberflächenspannung des Wassers. Aber auch hier ist die Aussagefähigkeit begrenzt. So kann zum Beispiel mit der Elektrolumineszenz-Messung lediglich die Aussage getroffen werden, dass sich gegenüber dem Zustand vor der Behandlung etwas geändert hat. Eine qualitative Bewertung ist nur begrenzt möglich. Erfahrungsgemäß gibt es betreffend der Elektrolumineszenz-Messung zwei Typen von Wässern, die als gesundheitlich wertvoll bezeichnet werden können: Wasser, das mit zunehmender Mineralstoffkonzentration eine erhöhte Qualität und ansteigende Werte der Elektrolumineszenz aufweist, sowie mineralstoffarmes Wasser, das mit zunehmender Qualität abnehmende Werte zeigt.

Im Gegensatz zu biochemischen Parametern sind die biophysikalischen Veränderungen des Wassers noch schwer nachweisbar

Erfahrungen mit belebtem Wasser

Eine andere Möglichkeit, Veränderungen des Wassers durch Belebung nachzuweisen, ist die Wirkung auf Lebewesen wie Bakterien, Algen, Tiere oder den Menschen. Das beweisen zum Beispiel Erfahrungen mit Patienten, die auf einen im Wasser enthaltenen Stoff allergisch reagierten. Obwohl das Wasser vollständig gereinigt wurde und der Stoff nicht mehr chemisch nachweisbar war, zeigten die Patienten weiterhin die typischen allergischen Reaktionen. Erst nach der Behandlung des Wassers mit einem Belebungsgerät konnten die Patienten es ohne Beschwerden trinken. Bei den Bakterien- und Algen-Tests zum Wirkungsnachweis ist noch unklar, was die Ergebnisse für uns Menschen bedeuteten und inwieweit sie auf uns überhaupt übertragbar sind.

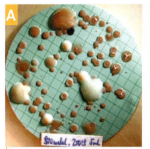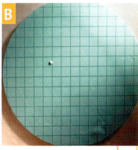

A Unbelebte Trinkwasserprobe, 96 Stunden bebrütet. Man erkennt die Vielfältigkeit der Kolonienbildung
B Die gleiche Probe vier Wochen nach der Belebung mit der Grander-Technologie. Das Wasser ist biologisch sauber

Studie mit Wasserbelebungsgeräten

Sie sehen, die Beurteilung der Belebungsverfahren für das Wasser ist äußerst schwierig. Obwohl etliche Gerätehersteller große Anstrengungen unternommen haben und umfangreiche Untersuchungen zum Wirkungsnachweis durchführten, gibt es bis heute keine anerkannten, allgemein gültigen Testverfahren. Um eine unabhängige und vorsichtige Aussage über die Wirksamkeit der unterschiedlichen Belebungsgeräte treffen zu können, wurde das Internationale Institut für Biophysik in Neuss unter der Leitung von Professor Fritz-A. Popp im Juli 2002 mit der Durchführung einer Elektrolumineszenz-Studie beauftragt. Untersucht wurde Leitungswasser vor und nach der Belebung durch bestimmte Geräte. Das Ergebnis der Studie zeigt unsere Übersichtsgrafik auf der nächsten Seite:

Elektrolumineszenz-Messung

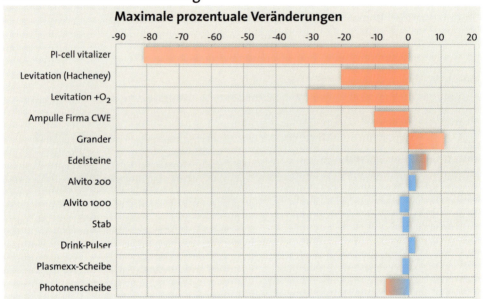

Prozentuale Veränderungen der Elektrolumineszenz-Werte der Wasserproben nach Belebung. Die roten Balken kennzeichnen signifikante Veränderungen, während die blauen Balken nicht signifikante Veränderungen darstellen. Edelsteine und Photonenscheibe sind schwach signifikant. Die Richtung des Ausschlages ist hier ohne Bedeutung

Wie ist dieses Ergebnis zu interpretieren? Generell ist mit dieser Studie bewiesen, dass mit Belebungsgeräten tatsächlich eine messbare, objektive Veränderung des Wassers erreicht werden kann. Zu den einzelnen Geräten lässt sich sagen, dass bei den Geräten, die einen signifikanten Unterschied bewirkten, eine Beeinflussung des Wassers nachgewiesen werden konnte. Allerdings kann keine qualitative Wertung getroffen werden. Zu den Geräten, bei denen kein Unterschied festgestellt werden konnte, kann lediglich gesagt werden, dass mit dieser Messmethode keine Wirkung nachweisbar war. Das bedeutet aber nicht, dass diese Geräte generell wirkungslos sind. Es ist durchaus vorstellbar, dass mit einem anderen Messverfahren eine Wirksamkeit nachgewiesen werden kann.

Belebungsverfahren | *Allgemein*

Wasserforschung erst am Beginn

Trotz der frühen Erkenntnisse von Schauberger und Hacheney, um nur zwei wichtige Wasserforscher zu nennen, steckt die Wissenschaft zur Wasserbelebung noch im frühen Anfangsstadium. Vergleichen wir unser Wissen über strukturiertes oder belebtes Wasser heute mit der Entwicklung der Computertechnologie, so stehen wir jetzt mit unserem Wissen an der Stelle, an der Menschen in der Mitte des letzten Jahrhunderts den ersten Computer gebaut haben. Der war so groß wie ein ganzes Zimmer und konnte lediglich addieren und subtrahieren. Die Möglichkeiten und Entwicklungen unserer heutigen Zeit waren damals in keiner Weise vorstellbar. Ebenso gilt dies für die momentanen Möglichkeiten und zukünftigen Entwicklungen, Wasser über Strukturveränderungen bzw. Belebung gezielt zu verändern.

Die Wasserforschung steht in Bezug auf die Möglichkeiten der Wasserbelebung und deren Nachweis noch am Anfang ihrer Entwicklung

---

Achtung!
Belebungsgeräte sind keine Reinigungsgeräte

Wenn Ihnen ein Hersteller weismachen möchte, dass sein Belebungsgerät auch Schadstoffe neutralisieren kann, dann lassen Sie besser die Finger davon!

Einteilung der Belebungsverfahren

Bei der Fülle unterschiedlicher Ansätze zur Belebung des Wassers ist es außerordentlich schwierig, eine Systematik vorzunehmen. Dennoch wurde hier der Versuch unternommen, die Geräte zur Wasserbelebung in zwei Kategorien einzuteilen: in Geräte, die das Wasser durch Bewegung auf mechanische Weise verändern, und solche Geräte, die durch Verwendung von Naturenergien das Wasser informieren sollen.

Wasserbelebung durch Bewegung

Die wichtigsten frühen Pioniere der Wasserbelebung waren sicher Viktor Schauberger und auch Wilfried Hacheney. Grundsätzlich verfolgen die auf den Erkenntnissen der beiden Forscher entwickelten Behandlungsverfahren den Ansatz, dass über eine verstärkte Bewegung des Wassers eine Belebung und Neustrukturierung erzielt werden kann. Denn die Wasserqualität wird insbesondere durch die strukturelle Ordnung der Wassermoleküle bestimmt, die sich dynamisch zu Gruppierungen verbinden und so genannte Wassercluster bilden. Je kleiner diese Cluster sind, umso mehr Hohlräume bilden sich zwischen ihnen und umso größer ist die innere Oberfläche des Wassers und damit seine Aufnahmekapazität und Vitalität. Aus dieser Sicht ist also die innere Feinstruktur des Wassers maßgeblich für seine Qualität. Es gibt jedoch Unterschiede in den Verfahren, die eine Trennung in zwei eigene Punkte sinnvoll machen.

Durch die verstärkte Bewegung des Wassers kann es sich neu strukturieren. Das verbessert die Wasserqualität

Die Levitation nach Wilfried Hacheney

Die Levitation nach Hacheney ist eines der ältesten und bekanntesten Verfahren zur Neustrukturierung von Wasser. Es funktioniert auf rein physikalisch-mechanischem Weg und ist, was die strukturelle Veränderung des Wassers angeht, nachweisbar. Die Kleingeräte sind Haushaltsgeräte für die Küche und haben ein Fassungsvermögen von etwas mehr als zwei Litern. Bei der Levitation wird Wasser in das Gerät gefüllt und anschließend nach einem patentierten Verfahren verwirbelt. Es werden auch Großgeräte angeboten, diese sind jedoch nicht als Hausanlagen gedacht, sondern werden zur Herstellung großer Wassermengen eingesetzt.

Aufgaben
Die Levitation des Wassers nach Hacheney soll durch Umstrukturierungen der Wassercluster größere innere Wasseroberflä-

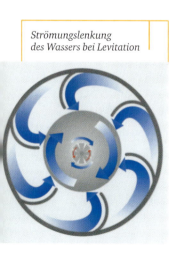

Strömungslenkung des Wassers bei Levitation

Belebungsverfahren | *Levitation nach Hacheney*

chen aufbauen. Durch die Verkleinerung der Clusterstrukturen wird die Aufnahmefähigkeit des Wassers für Schlackenstoffe im Körper erhöht. Daher wird es oft im medizinischen Bereich für die Ausleitung von Schadstoffen aus dem Körper empfohlen. Auch im Wasser gespeicherte schädliche Informationen sollen „gelöscht" werden.

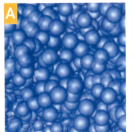 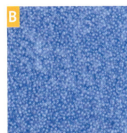

A Wasser vor der Levitation und B nach der Levitation. Die Oberfläche ist durch die Verkleinerung der Cluster deutlich vergrößert

Verfahren

Bei der Levitation wird das Wasser in einem speziell geformten Behälter mit einem schnell laufenden Rotor turbulenzarm bewegt. Der Rotor erzeugt einen Unterdruck und dadurch einen Saugeffekt. Das Wasser wird also nicht unter Druck gesetzt, es entsteht durch den Saugeffekt sogar ein leichter Unterdruck. Durch die spezielle Führung des Wassers im Inneren des Gerätes bilden sich Mikrowirbel, welche die Cluster aufbrechen. Zugleich befindet sich das Wasser im unteren und oberen Bereich der Wirbel für einen kurzen Moment in der Schwerelosigkeit. Die Levitation baut dabei durch ihre besondere Strömungsdynamik eine große innere Wasseroberfläche mit vielen Mikroräumen und inneren Reaktionsflächen auf. So erzeugt die Levitation durch die spezielle Art der Verwirbelung ein strukturreiches Wasser, das durch die sehr große Oberfläche ideal geeignet ist, Stoffe

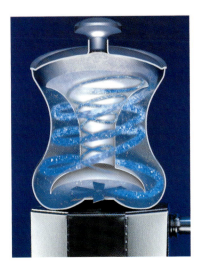

103

Sauerstoffangereichertes Wasser nach Hacheney darf nicht mit handelsüblichen Sauerstoffwässern verwechselt werden

aus dem menschlichen Körper aufzunehmen. Bei diesem Verfahren besteht die Möglichkeit, dem Wasser zusätzlich Sauerstoff zuzuführen. Dies darf jedoch nicht mit den üblichen im Handel angebotenen Sauerstoffwässern oder Heimgeräten zur Herstellung von Sauerstoffwasser verwechselt werden. Bei diesen Wässern wird der Sauerstoff mit Druck eingebracht und dabei die natürliche Clusterstruktur des Wassers zerstört. Bei der Levitation nach Hacheney handelt es sich um ein natürliches Sauerstoffangebot, vergleichbar der Sauerstoffaufnahme eines Wasserfalls in der Natur.

Einfacher Versuch zum Verständnis der Levitation

Füllen Sie gutes Wasser in eine hohe Glasschüssel. Nehmen Sie einen Küchen-Handmixer und verwirbeln Sie das Wasser für etwa fünf Minuten auf höchster Stufe mit den „Schneebesen". Sie können dies auch mit einem Mixer machen, der einen „Propeller" hat (normalerweise ist das ein Gerät zum Herstellen von Fruchtsäften etc.).
Versuchen Sie nun in einem kleinen Selbsttest den Unterschied zwischen verwirbeltem und normalem Leitungswasser herauszuschmecken.

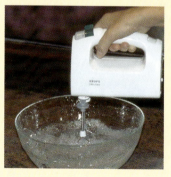 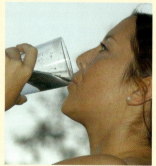

| Belebungsverfahren | *Levitation nach Hacheney* |

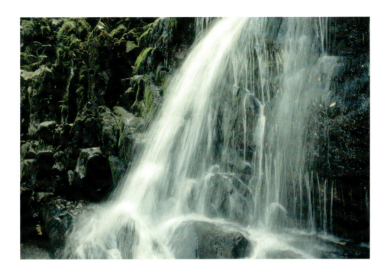

Vorteile
Die verfeinerte Struktur des Wassers verbessert seine Funktion als Lösungs-, Entgiftungs- und Ausleitungsmittel. Das levitierte Wasser kann aufgrund seiner offenen Struktur tiefer ins Gewebe eindringen und so dazu beitragen, dass die körpereigenen Entgiftungsprozesse leichter ablaufen. Das Verfahren ist physikalisch erklärbar und hat sich bereits seit vielen Jahren bewährt.

Das levitierte Wasser ist besonders geeignet, um Schadstoffe aus dem Körper auszuschwemmen

Nachteile
Das Levitationsgerät entfernt keine Schadstoffe. Es dient ausschließlich der Regeneration der Wasserstruktur. Nach Angaben des Entwicklers werden jedoch die im Wasser spektroskopisch nachweisbaren Schadstoffschwingungen neutralisiert, sofern etwaig vorhandene Schadstoffe vorher durch geeignete Reinigungsverfahren entfernt wurden. In diesem Zusammenhang ist positiv zu bewerten, dass das Unternehmen als Konsequenz hieraus den Einsatz guter Filtersysteme empfiehlt und auch anbietet.

Bewertung	Levitation nach Hacheney
Geräteart	Küchengerät
Installation	selbst
Chemische Reinigung	nein
Informelle Reinigung	ja, nach vorheriger chemischer Reinigung
Belebung	ja
Leistung	2,2 Liter in fünf Minuten
Wartung	keine
Laufende Kosten	Stromverbrauch
Anschaffungskosten	zwischen 2.000 und 2.600 Euro

Kosten, Wartung, Installation

Das Gerät ist ein Auftischgerät für die Küche. Technisch ist es besonders hochwertig verarbeitet. Es ist montage- und wartungsfrei. Die verschiedenen Versionen kosten je nach Ausstattung 2.000 bis 2.600 Euro. Bis auf den Stromverbrauch entstehen praktisch keine Folgekosten.

Fazit

Die Levitation nach Hacheney ist ein ausgereiftes Verfahren zur Belebung, insbesondere zur Strukturierung von Trinkwasser. Nach vohergehender Reinigung werden auch Schadstoffschwingungen neutralisiert. Die Geräte sind vergleichsweise teuer, amortisieren sich jedoch bei größerem Verbrauch bereits innerhalb eines Jahres. Bei belastetem Wasser ist ein vorhergehendes Reinigungsverfahren notwendig. Hierzu werden Kombinationsgeräte empfohlen und auch angeboten.

Hersteller

Gmelin Vertriebs GmbH
Erlinger Höhe 9
D-82344 Andechs
Tel.: 0 81 52 / 99 37 62
Fax: 0 81 52 / 99 37 67
gerd.gmelin@gmelin-vertrieb.de
www@gmelin-vertrieb.de

Belebungsverfahren | *Verwirbelung nach Schauberger*

Die Verwirbelung nach Viktor Schauberger

Eine der bekanntesten Methoden zur Vitalisierung von Leitungswasser ist die Verwirbelung nach Viktor Schauberger (1885 – 1958). Viktor Schauberger war einer der Pioniere der Wasserforschung und Wasserbelebung. Sein Sohn Walter Schauberger (1914 – 1994) entwickelte spezielle Verwirbelungstrichter, die dem Wasser durch Strukturierung neue Energie zuführen sollen.

Einfache Versuche zur Verwirbelung

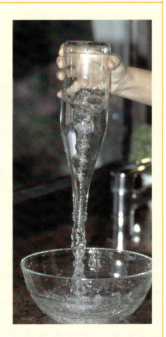

Füllen Sie eine sehr saubere Glasflasche mit gutem Wasser. Am besten eignet sich eine bauchige oder zumindest nicht eckige Flasche. Stellen Sie die gefüllte und offene Flasche auf den Kopf, machen Sie damit zwei bis drei schnelle kreisförmige Bewegungen im Uhrzeigersinn, und fangen Sie das Wasser in einer Schüssel wieder auf. Füllen Sie das aufgefangene Wasser wieder in die Flasche, und wiederholen Sie den Vorgang noch einmal. Beobachten Sie den schönen spiralförmigen Strudel, der beim Herausfließen des Wassers aus der Flasche entsteht. Versuchen Sie nun in einem kleinen Selbsttest den Unterschied zwischen verwirbeltem und normalem Leitungswasser herauszuschmecken.

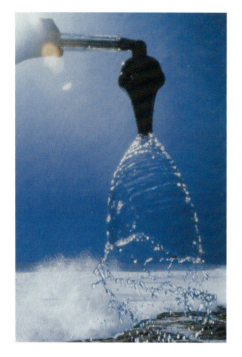

Bei der Verwirbelung nach Schauberger werden die Clusterklumpen durch die spiralförmige Bewegung auseinander gerissen und neu strukturiert

Aufgabe

Wasser, das durch den Leitungsdruck und zu geringe Bewegung in den Clustern starr und komprimiert ist, soll durch Verwirbelung neu strukturiert werden. Die dadurch bewirkte Verfeinerung der Wassercluster soll das Aufnahmevermögen des Wassers optimieren, Schadstofffrequenzen löschen und die Oberflächenspannung verringern.

Verfahren

Das Wasser wird in speziell konstruierten Trichtern, Spiralrohren oder Gefäßen bzw. Schalen in eine Wirbelbewegung versetzt.

Die Systeme, die vor den Wasserhahn gesetzt werden, benutzen den Leitungsdruck, um durch hohe Beschleunigung des Wassers in einem sich verjüngenden Trichter das Wasser in eine spiralförmige Bewegung zu bringen. Dabei wird das Wasser im Durchlauf sozusagen entspannt, die Clusterklumpen werden auseinander gerissen, mit Sauerstoff aus der Luft angereichert und neu strukturiert.

Der Original-Martin-Wasserwirbler ist derzeit die einzige am Markt befindliche Entwicklung, die in Zusammenarbeit mit einem direkten Nachfahren Viktor Schaubergers entstanden ist. Bei diesem Wirbler wird das Wasser tangential in einen hyperbolischen Trichter eingeleitet, dessen Form sich aus mathematisch-physikalischen Modellen Walter Schaubergers ableitet.

Spiralrohre werden in die Wasserleitung eingesetzt und benutzen ebenfalls den Leitungsdruck. Die spiralförmige Bewegung des Wassers beugt der Bildung von Clusterverklumpungen vor.

Belebungsverfahren | *Verwirbelung nach Schauberger*

In Gefäßen und Schalen wird das Wasser durch die Schwerkraft in eine spiralförmige Wirbelbewegung versetzt. Bei mehrmaligem Wiederholen dieses Vorgangs erfolgt auch hier eine Neustrukturierung des Wassers.

Vorteile
Die gezielte Verwirbelung baut im Wasser neue Strukturmuster auf. Die Verwirbelung soll nach Angaben der Hersteller die Schadstoffschwingungen auflösen. Erklärt wird dies durch die Umstrukturierung des Wassers.
Nach Viktor Schauberger ermöglicht eine Verwirbelung eine Selbstreinigung des Wassers. Hierbei reichen einfache Verwirbelungen jedoch nicht, es müssen Mehrfachverwirbelungen sein. Je gründlicher dies geschieht, desto nachhaltiger ist die Selbstreinigung des Wassers.

Nachteile
Die Verwirbelung dient nur der Strukturierung von Trinkwasser. Sie kann keine Schadstoffe entfernen. Diese verbleiben im Wasser. Bei vorher durch Filter gereinigtem Wasser wird jedoch die im Wasser verbliebene so genannte Schadstoffinformation durch Verwirbelung gelöscht und durch eine naturgemäße Neustrukturierung der Cluster ersetzt.

Kosten, Wartung, Installation
Sie können den Wasserverwirbler für Wasserhähne selbst am Wasserhahn in Küche, Bad oder Garten anschrauben, auch eine Kombination mit Filtergeräten mit ausreichendem Durchfluss ist möglich.
Wirbelbehälter bedürfen grundsätzlich keiner Wartung und sind sehr bedienfreundlich. Bei Glasgefäßen und Schalen ist die Beobachtung des entstehenden Wirbels mit den Spiralstrukturen ein optischer Genuss. Spiralwirbler für die Wasser-

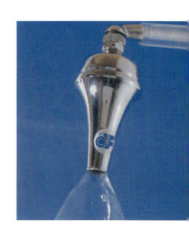

Bewertung	Verwirbelung nach Schauberger
Geräteart	hauptsächlich Küchengerät
Installation	Küchengerät selbst, Hausgeräte Fachkraft
Chemische Reinigung	keine
Informelle Reinigung	ja, nach vorheriger chemischer Reinigung
Belebung	ja
Leistung	geräteabhängig zwischen 1 Liter pro Stunde und unbegrenzt
Wartung	keine
Laufende Kosten	keine
Anschaffungskosten	zwischen 100 und 600 Euro

Hersteller

ALVITO GmbH
Hillerstraße 25
D-90429 Nürnberg
Tel.: 09 11 / 32 15 21
Fax: 09 11 / 32 15 22
info@alvito.de
www.alvito.de

JUTTA FISCHER Original-
Martin-Wasserwirbler
Am Hinteren Feld 13
D-29683 Fallingbostel
Tel.: 0 51 62 / 29 88
fischer-fallingbostel@t-online.de
www.wirbelwasser.de

leitung müssen durch einen Fachmann installiert werden. Es entstehen bei Verwirbelungsgeräten grundsätzlich keine Folgekosten, alle Wasserverwirbler für den Haushaltsbereich sind wartungsfrei. Die Kosten liegen je nach Hersteller zwischen 100 und 600 Euro.

Fazit

Die Verwirbelung nach Schauberger ist ein anerkanntes und preisgünstiges Verfahren zur Neustrukturierung des Trinkwassers.

Die Geräte müssen nicht gewartet werden. Eine Reinigung von Schadstoffen findet nicht statt. Bei belastetem Wasser ist eine vorhergehende Reinigung des Trinkwassers notwendig. Eine Kombination mit Filtersystemen kann aber problemlos durchgeführt werden. Nach vorhergegangener Reinigung sollen auch Schadstoffschwingungen neutralisiert werden.

Kurzanleitung

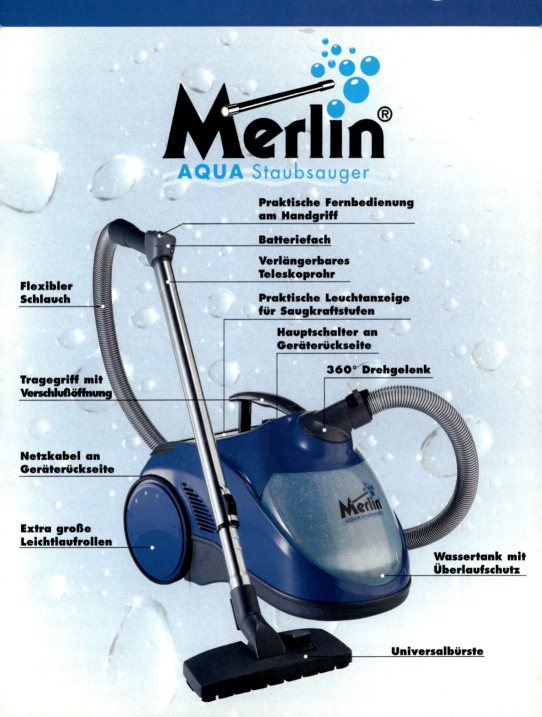

Kurzanleitung Merlin AQUA

5 einfache Schritte zum erfolgreichen Staubsaugen der neuen Generation:

1. Öffnen Sie den Verschluß unter dem Tragegriff, heben Sie den Deckel an und nehmen Sie den Wassertank aus dem Gerät.

2. Den Wasserfilterkorb herausnehmen (siehe Abb. unten) und den Wassertank mit ca. 1,5 Liter Leitungswasser füllen, bzw. bis zum Erreichen der Wasserstandsmenge MAX (ist am unteren Rand des Wassertanks zu erkennen, bzw. an der Beschriftung auf der Wassertankvorderseite „MAX. H_2O").

3. Wasserfilterkorb und Wassertank wieder einsetzen und Gehäusedeckel mit hörbarem Einrasten schließen.

4. Absaugöffnung des Schlauchs in die Kupplung am Gehäusedeckel einsetzen, Netzkabel an einer Steckdose anschließen. Hauptschalter an der Geräterückseite bedienen. Mitgelieferte Batterie in das Batteriefach am Vorderteil des Handgriffs gemäß +/- Markierung an den Seitenteilen einlegen.

5. Zum Start Taste mit „+" Markierung am Handgriff, bzw. direkt am Gerät betätigen. Merlin AQUA arbeitet nun mit der niedrigsten Saugstufe. Zur Erhöhung der Saugkraft einfach erneut die Taste mit „+" Markierung betätigen.

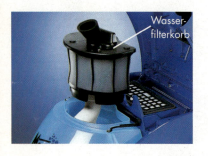

Wasserfilterkorb

Die rundumlaufende Möbelschutzleiste schützt das Gerät und dessen Gehäuse vor Kratzern und Beschädigungen. Bitte gehen Sie während der 14-tägigen Probezeit sorgsam mit Ihrem Merlin AQUA um, damit Sie lange uneingeschränkte Freude daran haben.

Eine ausführliche Gebrauchsanweisung entnehmen Sie bitte beiliegender Bedienungsanleitung.

Sollten Sie noch Fragen haben, rufen Sie einfach an. Unser freundlicher Kundenservice ist immer gerne für Sie da.

Einfach nur anrufen:
☎ 0 59 21-87 13 34
Persönlich erreichbar: mo.-fr. 7-24 Uhr, sa.+ so. 9-20 Uhr.

Tien Versand GmbH
Hollandstraße 7
48522 Nordhorn
Fax: 0 59 21 - 87 12 12
e-mail: beratung@tien.de

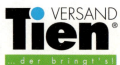

Belebungsverfahren | *Geräte mit Naturstoffen*

Wasserbelebung durch Naturenergien

Im Wesentlichen unterscheidet man zwei Arten von Geräten, die mit Naturenergien zur Wasseraufbereitung arbeiten: Belebungsgeräte, in die Energie gebende und strukturierende Naturstoffe direkt eingesetzt sind, zum Beispiel energiereiche Wasserampullen sowie Geräte, die ein Trägermaterial aus Sand, Kohlenstoff etc. enthalten, auf denen Naturinformationen gespeichert werden. Diese Informationen werden dann an das Wasser abgegeben. Auch die direkte Verwendung von Edelsteinen oder Quarzkristallen zur Wasserbelebung gehört in den Bereich der Wasserbelebung durch Naturenergien.

Belebung durch Geräte mit Naturstoffen

Wasserbelebung durch Naturenergie wird von vielen verschiedenen Herstellern angeboten. Der Grundgedanke unterscheidet sich bei den Geräten jedoch nicht. Verwendet werden immer natürliche Ressourcen wie spezielle Wässer, Steine, Kristalle oder auch astrologische Konstellationen etc. Die in diesen Medien gespeicherte natürliche Energie wird verwendet, um Wasser mit dieser Information zu behandeln und positiv zu verändern, das heißt, dem Wasser seine natürliche Struktur und Energie zurückzugeben.

Aufgaben

Mit den verschiedenen Verfahren der Naturenergie-Behandlung soll das Wasser restrukturiert und in die Lage versetzt werden, seine Urkraft und Ordnung wieder aufzubauen sowie sein Selbstreinigungsvermögen zu stärken. Sofern im Wasser keine Schadstoffe mehr enthalten sind, sollen Schadstoffinformatio-

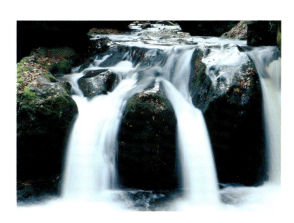

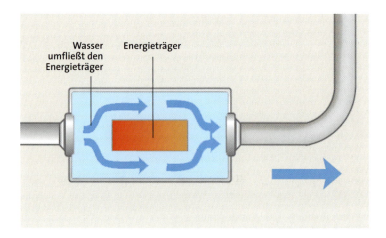

nen „gelöscht" und durch natürliche Informationen ersetzt werden.

Verfahren

Das Wasser, das auf diese Weise mit Naturenergien behandelt werden soll, umfließt in der Regel den Energieträger und nimmt dabei die darin enthaltenen Informationen auf. Geeignete bzw. verwendete Energieträger sind zum Beispiel Glasampullen, die spezielle Wässer enthalten, oder auch besondere Steine, Kristalle und Erde.

Bei zentralen Anlagen wird hier das gesamte Wasser über den Energieträger behandelt, bei Küchengeräten nur das Wasser, das durch das Tischgerät fließt. Es werden auch Kleingeräte angeboten (etwa Stäbe), die an den Arbeitsplatz oder auf Reisen mitgenommen werden können. Die Stäbe werden jedoch in das stehende Wasser getaucht, das Wasser fließt also nicht am Informationsgeber vorbei. Darf man den Vergleichsuntersuchungen Glauben schenken, ist die Wirkung auf das Wasser dabei weniger nachhaltig als bei einem Verfahren, bei dem das Wasser in Bewegung ist, also am Informationsträger vorbei-

> Die Wirkung von Belebungsgeräten, die mit fließendem Wasser arbeiten, scheint effektiver zu sein als bei stehendem Wasser

| Belebungsverfahren | *Geräte mit Naturstoffen* |

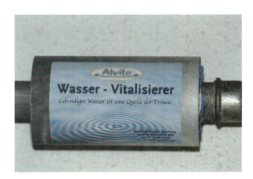

fließt. Bei stehendem Wasser ist sicher auch die Behandlungszeit von Bedeutung. Vorteilhaft wirkt sich das mehrmalige Umrühren des Wassers im Uhrzeigersinn mit dem Belebungsstab aus.

Vorteile

Die Wasserbelebung mit Naturenergien führt zu einer Neustrukturierung des Wassers und einer Veränderung der Schadstoffinformationen. Für jeden Einsatzzweck und Einsatzort stehen viele verschiedene Geräte zur Verfügung. Nach aktuellem Wissensstand verbraucht sich die einmal abgespeicherte Energie im Gerät nicht. Es fallen also keine Verbrauchsmaterialien an.

Nachteile

Es findet keine Reinigung des Wassers von Schadstoffen statt. Daher werden diese Geräte von seriösen Herstellern nur bei ursprünglich reinem oder durch einen Filter gereinigtem Wasser empfohlen. Werden diese Wasserbeleber als zentrale Hausgeräte eingesetzt, können die Ablagerungen in den Leitungsrohren abgelöst werden. Das kann dann zur Erhöhung der Schadstoffgehalte des Leitungswassers führen.

> Bei der Wasserbelebung mit Naturstoffen werden immer natürliche Stoffe als Informationsträger für das Wasser eingesetzt

Kosten, Wartung, Installation

Hausgeräte müssen durch einen Installateur eingebaut werden. Die Geräte arbeiten ohne Strom und Zusätze. Sie sind service- und wartungsfrei. Die Kosten der Geräte belaufen sich je nach Kapazität auf 500 bis 9.600 Euro. Küchengeräte können selbst eingebaut werden. Bei komplizierten Anschlüssen ist ein Fachmann erforderlich. Küchengeräte sind je nach Hersteller und Größe ab rund 600 bis 1.000 Euro erhältlich. Belebungsstäbe für den mobilen Einsatz kosten je nach Größe und Her-

Hersteller

KINÖOPATHIE GmbH
Hochgernstraße 4
D-83139 Söchtenau
Tel.: 0 80 55 / 91 26
Fax: 0 80 55 / 91 27
info@kinoeopathie.de
www.kinoeopathie.de

SICON GmbH
Paul-von Groth-Weg 1
D-80999 München
Tel.: 089 / 812 58 67 und
      + 43 (0) 42 15-31 26
Fax: 0 89 / 8 12 93 74 und
      + 43 (0) 42 15-3 12 64
sicon.aqua@t-onlinde.de
www.siconaqua.com

GRANDER Technologie
U.V.O. Vertriebs GmbH
Heilbadstraße 827
A-6100 Seefeld
Tel.: + 43 (0) 52 12 / 41 92 0
Fax: + 43 (0) 52 12 / 41 92 28
uvo-austria@grander.com
www.grander.com

PI – Technology
KNOVO Handels GmbH
Moosstraße 8
A-5230 Mattighofen
Tel.: +43 (0) 77 42 / 24 26 24
Fax: +43 (0) 77 42 / 24 26 28
lvl@salzburg.co.at

Institut für Wasser- und
Umwelttechnik (UMH)
Herr Ratheiser
Müllern 19
A-9132 Gallizien
Tel.: +43 (0) 42 37 / 27 76 - 0
Fax: +43 (0) 42 37 / 27 76 - 20

Bewertung	Wasserbelebung durch Geräte mit Naturstoffen
Geräteart	Küchengerät, Hausgerät und mobile Geräte
Installation	Küchengerät selbst oder Fachkraft, Hausgeräte Fachkraft, Kleinstgeräte keine
Chemische Reinigung	keine
Informelle Reinigung	ja, nach vorheriger chemischer Reinigung
Belebung	möglich
Wartung	keine
Laufende Kosten	keine
Anschaffungskosten	Hausgeräte 500 bis 9.600 Euro Küchengerate 600 bis 1.000 Euro Mobile Geräte 80 bis 490 Euro

steller zwischen 100 und 490 Euro. Alle Systeme, die mit Naturenergien arbeiten, sind wartungsfrei.

Fazit

Die Belebung des Wassers mit Naturenergien ist eine bewährte Methode zur Energetisierung und Neustrukturierung von Wasser. Die Vielfalt der verschiedenen Geräte ermöglicht einen gezielten Einsatz als Zentralanlage, Küchengerät oder auch als Kleingerät für unterwegs. Alle Systeme sind wartungsfrei; dadurch entstehen keine Folgekosten. Geräte dieser Art können das Wasser physikalisch verändern, eine Behandlung von Schadstoffen findet nicht statt. Belebungsgeräte, die mit fließendem Wasser arbeiten, sind effektiver als Geräte, die bei stehendem Wasser benutzt werden. Alle Systeme können bei Bedarf mit einem Reinigungssystem ergänzt werden. Zum Teil werden diese Vitalisierer schon als Kombinationsgeräte angeboten.

Belebungsverfahren | Geräte mit Naturstoffen

Ausgewählte Geräte-Beispiele

Aus der Vielzahl der angebotenen Geräte für Wasserbelebung mit Naturstoffen werden hier exemplarisch drei bewährte Verfahren näher erläutert, die sowohl in der erwähnten Studie signifikant positive Resultate geliefert haben als auch viele eigene wissenschaftliche Untersuchungen aufweisen.

Der PI Cell Vitalizer®

Die PI-Technologie wird nur in Kombination mit einem modernen Umkehr-Osmose-Gerät (Elektrolux) oder mit einem hochwertigen Aktivkohle-Monoblockfilter (Carbonit) angeboten. Beide Geräte arbeiten ohne Vorratstank, so dass das gereinigte Wasser immer direkt aus frischem Leitungswasser produziert wird.

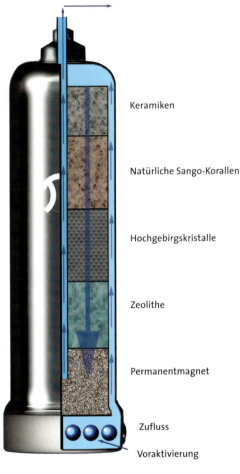

Keramiken
Natürliche Sango-Korallen
Hochgebirgskristalle
Zeolithe
Permanentmagnet
Zufluss
Voraktivierung

Nach der Reinigung erfolgt die Belebung. Dabei durchläuft das Wasser unterschiedliche Phasen: Nach einer Voraktivierung, einem Verwirbelungprozess, in dem die Cluster aufgebrochen und restrukturiert werden, fließt das Wasser durch spezielle Keramik- und Korallenphasen. Zuerst werden Spuren von Eisen-Ionen an das Wasser abgegeben. Diese Ionen sind für die Bildung von bioenergetischen Wellen verantwortlich, die wiederum mit der natürlichen Zellschwingung unseres Körpers in Resonanz stehen. In der anschließenden Korallenphase werden einige wenige Mineralien und Spurenelemente in

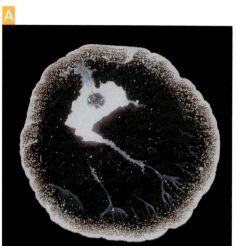 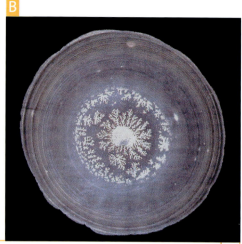

Mikrooptische Untersuchungen von Prof. Kröplin, Universität Stuttgart.
Bild A Leitungswasser 30.8.2000
Bild B Leitungswasser nach mehrtägigem Durchlaufen des PI-Gerätes

Hersteller

Österreich:
KNOVO Handels GmbH
Moosstraße 8
A-5230 Mattighofen
Tel.: +43 (0) 77 42 / 24 26
Fax: +43 (0) 77 42 / 24 26 28
lvl@salzburg.co.at

Deutschland:
Böhmer Consulting
An der Maikammer 31
D-42553 Velbert
Tel.: 0 20 53 / 92 30 19
Fax: 0 20 53 / 5 07 96
gb@boehmer-consulting.de

Schweiz:
ARNOVITA GmbH
Neuhofstraße 22
CH-6345 Neuheim
Tel.: +41 (0) 4 17 56 06 60
Fax: +41 (0) 4 17 56 06 74
arnovita@hope.ch

organischer, also zellverfügbarer Form ans Wasser zurückgegeben. Dies trifft besonders bei einer Kombination mit dem Umkehr-Osmose-Gerät zu, da das mineralfreie Wasser vermehrte freie Bindungskapazitäten hat. Dieser Vorgang trägt auch zur Regulierung des durch die Umkehr-Osmose bewirkten sauren pH-Wertes bei. Anschließend fließt das Wasser durch Hochgebirgskristalle, die es mit ihren natürlichen Energien strukturieren und informieren.

Es folgen eine Zeolith-Kristallphase, in der schädliche Mikrokristalle wie Ammonium und Arsen absorbiert werden, und ein Permanentmagnet, der das Energieniveau des durchfließenden Wassers auf den für die energetische Koordination des menschlichen Zellwassers optimalen Wert einstellt.

Die PI-Technologie ist ein ausgereiftes Verfahren, das in seiner Kombination mit qualitativ hochwertigen Reinigungsgeräten höchste Sicherheit, Komfort und Qualität bei der Wasseraufbereitung bietet. Umfangreiche Studien belegen die Wirksamkeit dieser Technologie.

Belebungsverfahren | Geräte mit Naturstoffen

Das CWE Aqua-Vitalis-System

Auch das CWE Aqua-Vitalis-System wird nur in Kombination mit einem hochwertigen Umkehr-Osmose-Gerät (Wapura) angeboten. Das gereinigte Wasser wird in einem Vorratstank aufgefangen und erst bei der Wasserentnahme revitalisiert. Jede Revitalisierung kann immer nur ein juveniles Wasser erzeugen – im Gegensatz zu reifem Wasser, das man nur einer natürlichen Quelle entnehmen kann. Die Clusterstrukturen des juvenilen Wassers sind insbesondere gegenüber Druck sehr empfindlich und zerfallen leicht. Um die empfindlichen Strukturen bestmöglich zu schonen und nicht zu zerstören, wird das Wasser mit dem CWE Aqua-Vitalis-System zusätzlich bei der Wasserentnahme revitalisiert.

Die Belebung wird durch drei Komponenten erreicht: Ein Ringmagnet bewirkt die rechtspolarisierende Drehung der Wassermoleküle, welche die Voraussetzung für eine optimale Bioverfügbarkeit ist. Kernstück des Gerätes ist die Aktivator-Ampulle, die aus der Bioresonanztherapie stammt. Dritte Komponente ist ein speziell geschliffenes Glasprisma, das dem natürlichen Licht nachempfunden wurde. Eine antistatische Folie schützt das Gerät vor elektromagnetischen Feldern und Belastungen.

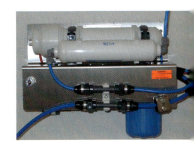

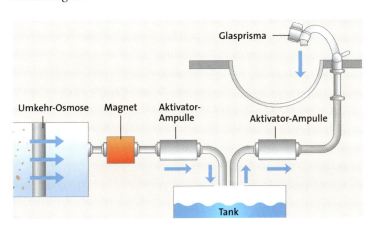

Hersteller

CWE Clear Water Equipment GmbH
Römerweg 3
D-82346 Erling / Andechs
Tel.: 0 81 52 / 96 76 10
Fax: 0 81 52 / 96 76 11
www.therapeutisches-haus.de
cwe-wassersysteme@t-online.de

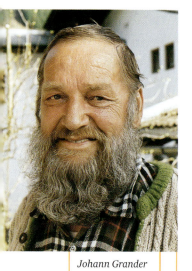

Johann Grander

Die Grander-Technologie

Eines der bekanntesten Belebungsverfahren ist die Wasserbelebung nach Johann Grander. Kernstück der Grander-Technologie ist das Informationswasser, mit dem das Leitungswasser in die Lage versetzt werden soll, seine Urkraft und Ordnung wieder aufzubauen, sich zu regenerieren und sein Selbstreinigungsvermögen zu stärken. Es werden eine Vielzahl von Geräten angeboten: vom einfachen Stab für unterwegs über Zylindergeräte, die in Wasserbehälter, Brunnen, Teiche oder Schwimmbäder eingehängt bzw. eingelegt werden, bis hin zu Einbauten in die zentrale Wasserversorgung für private Haushalte, aber auch Hotels, Kliniken und Großbetriebe.

Das Gehäuse der Einbaugeräte besteht aus teilweise magnetischem Chromstahl. Im Inneren des Gerätes befinden sich Kammern, die mit Grander-Informationswasser gefüllt sind. Das durch das Gerät fließende Leitungswasser erfährt eine natürliche Einwirbelung, die eine bessere Aufnahme der Schwingungen ermöglichen soll. Die Übertragung der Information auf das Leitungswasser erfolgt durch Resonanz, ohne dass es zu einer Vermischung oder Berührung mit dem Grander-Konzentrat kommt. Es wurden große Anstrengungen unternom-

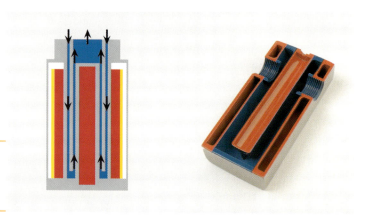

Die blauen Bereiche zeigen den Wasserfluss, die roten das Informationswasser

118

| Belebungsverfahren | Geräte mit Naturstoffen |

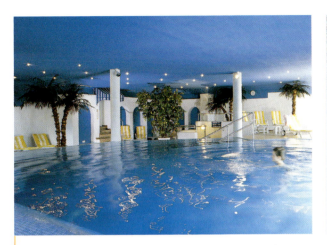 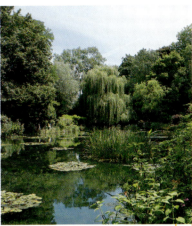

Die Grander-Technologie wird mit großem Erfolg unter anderem zur Verbesserung der Wasserqualität in Schwimmbädern und Teichen eingesetzt

men, eine Beweisführung für die Wirksamkeit zu erbringen. Neben verschiedenen Tests mit Bakterien wurde der Nachweis der Verringerung der Oberflächenspannung des Grander-Wassers erbracht. Diese Messergebnisse bestätigen die Erfahrungen aus der Praxis – insbesondere beim Brauchwasser –, dass durch den Einsatz der Grander-Technologie Wasch- und Spülmittel eingespart werden können und sich der Chemikalienverbrauch in Schwimmbädern reduziert. Kalkablagerungen an Geräten und Armaturen verringern sich ebenfalls.

Obwohl die Grander-Technologie die Selbstreinigungskräfte des Wassers im mikrobiologischen Bereich erhöht, kann das Wasser durch dieses Verfahren nicht von Schadstoffen wie Schwermetallen, Pestiziden, Medikamentenrückständen usw. gereinigt werden. Deshalb ist die Grander-Methode zur Aufbereitung von Trinkwasser nur für genusstaugliches Trinkwasser geeignet. Dieses kann es aber in seiner Qualität nachweislich verbessern. Bei schadstoffbelastetem Wasser ist eine Kombination mit einem Reinigungsgerät empfehlenswert und ohne weiteres möglich.

Hersteller

Vertriebszentrale
Österreich
UVO Vertriebs GmbH
Heilbadstraße 827
A-6100 Seefeld
Tel.: +43 (0) 52 1 / 24 19 20
www.grander.com
uvo-austria@grander.com

Landeszentrale
Deutschland
UVO Vertriebs KG
Kocheler Straße 101
D-82418 Murnau
Tel.: +49 (0) 88 41 / 6 76 70
www.grander.com
UVO-Germany@t-online.de

Landeszentrale Schweiz
UVO AG
Pestalozzistraße 14
CH-8856 Bilten
Tel.: +41 (0) 5 56 / 15 36 48
www.grander.com
uvo-switzerland@cyberlink.ch

Belebung durch Edelsteine und Kristalle

Alle Materie ist verdichtete Energie, sie gibt Energie ab und nimmt Energie auf, steht also im ständigen Austausch mit ihrem Umfeld. So kann man, sehr vereinfacht, eine der zentralen Erkenntnisse der Quantenphysik zusammenfassen.

In der Steinheilkunde wird diese energetische Abstrahlung von Edelsteinen oder Kristallen zur Beeinflussung von Psyche und Körper genutzt. Dabei stützt man sich – neben den eigenen Erfahrungen – auf die im Laufe der Jahrhunderte gewonnenen Erkenntnisse über die Wirkungen von Edelsteinen auf den Menschen. Neben diesen spezifischen Eigenschaften haben besonders Quarzkristalle einen allgemein strukturierenden

Einfache Versuche zum Thema Energiestrahlung für zu Hause

Füllen Sie drei Flaschen mit gutem Wasser, und verschließen Sie die Flaschen sehr gut. Stellen Sie eine Flasche auf eine Farbdose, die noch nicht geöffnet wurde (oder ein anderes Behältnis mit einer starken Chemikalie). Stellen Sie die zweite Flasche zwischen schöne Blumen. Die dritte Flasche stellen Sie zwischen ungeöffnete Weinflaschen. Achten Sie darauf, dass alle drei Flaschen gleich warm oder kalt stehen und dass kein direktes Sonnenlicht auf sie fallen kann. Warten Sie mindestens eine Stunde oder mehr. Versuchen Sie nun, die unterschiedlich informierten Wässer anhand ihres Geschmacks der richtigen Informationsquelle zuzuordnen.

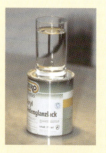
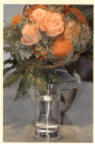

Belebungsverfahren | *Edelsteine und Kristalle*

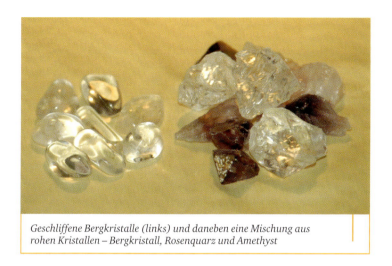

Geschliffene Bergkristalle (links) und daneben eine Mischung aus rohen Kristallen – Bergkristall, Rosenquarz und Amethyst

Effekt. Mit ihrer Geometrie sind sie in der Lage, die flexible Struktur des Wassers teilweise wieder zu ordnen.

Aufgaben
Ausgewählte Quarzkristalle sollen dem Trinkwasser die fehlende Struktur und Information übertragen.

Verfahren
Nehmen Sie eine Hand voll Quarzkristalle, am besten geschliffen, zum Beispiel Rosenquarz, Bergkristall oder Amethyst. Säubern Sie die Steine gründlich mit einer Wurzelbürste unter fließendem Wasser, und legen Sie die Kristalle in eine Glaskaraffe. Füllen Sie das Gefäß am Abend mit so viel gereinigtem Wasser auf, wie Sie am nächsten Tag trinken möchten. Die Kristalle müssen nach jedem Gebrauch gründlich gereinigt und alle zwei bis vier Wochen „energetisch aufgeladen" werden. Hierzu legen Sie die Steine für ein paar Stunden in die Sonne oder aber in einer Vollmondnacht ins Freie auf das Fensterbrett. Das Wasser muss täglich neu angesetzt werden, um einer Verkeimung entgegenzuwirken.

Bei der Wasserbelebung durch Quarzkristalle ist die gründliche Reinigung der Steine besonders wichtig, um einer Verkeimung vorzubeugen

Vorteile

Die Belebung des Trinkwassers mit Quarzkristallen ist eine sehr preisgünstige Alternative zu den anderen vorgestellten Methoden. Sie ist einfach in der Handhabung und für jedermann problemlos durchführbar.

Nachteile

Werden Quarzkristalle nicht nach jedem Gebrauch gereinigt, kann es zu einer Verkeimung des Wassers kommen. Vergessen Sie nicht, dass diese Steine im Wasser liegen und eine große Besiedlungsfläche für Keime haben. Aus diesem Grund eignen sich geschliffene Kristalle besser. Das Gefäß und die Steine müssen jeden Tag gereinigt und das Wasser muss ebenfalls täglich neu angesetzt werden. Durch Quarzkristalle können keine Schadstoffe aus dem Wasser entfernt werden. Eine Kombination mit Filtergeräten ist aber ohne weiteres möglich und auch ratsam.

Die Belebung des Wassers durch Edelsteine und Quarzkristalle ist eine einfache und kostengünstige Alternative

Kosten, Wartung, Installation

Die Verwendung von Quarzkristallen oder Edelsteinen ist kostengünstig. Eine Wartung der Steine selbst beschränkt sich auf die regelmäßige Reinigung der Steine vor jedem Gebrauch. Installationen müssen nicht vorgenommen werden.

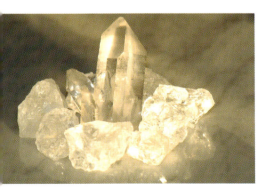

Fazit

Quarzkristalle stellen die günstigste und einfachste Form der Wasserbelebung dar. Großes Augenmerk sollte auf die Reinigung der Steine gelegt werden, da sonst das Wasser zur Verkeimung neigt. Aus diesem Grund sind geschliffene Steine besser geeignet als rohe. Die Belebung mit Quarzkristallen sollte nur mit gutem oder gereinigtem Wasser vorgenommen werden.

Belebungsverfahren | *Künstliche Energieträger*

Belebung durch künstliche Energieträger

Eine weitere Möglichkeit, Naturenergie auf das Wasser zu übertragen, ist die Nutzung guter Energiespeicher, auf die natürliche Energien übertragen wurden. Im Prinzip ist ihre Wirkungsweise vergleichbar mit derjenigen der vorgestellten Geräte mit Naturstoffen. Als sehr gute Energieträger sind folgende Materialien bekannt: Silber, Kohlenstoff (etwa Kunststoffe, Holz und Aktivkohle), Silikate (Keramik, Sand, Gesteine etc.), Wasser sowie Aluminium. Die diesen Medien mit einer Apparatur aufgeprägte natürliche Energie wird verwendet, um Wasser mit dieser Information zu behandeln und zu verändern.

Im Gegensatz zu Geräten mit Naturstoffen sind Belebungsgeräte mit künstlichen Energieträgern gezielt mit Informationen geprägt

Aufgaben

Mit den verschiedenen Verfahren der künstlichen Energieträger soll das Wasser restrukturiert und in die Lage versetzt werden, seine Urkraft und Ordnung wieder aufzubauen und sein Selbstreinigungsvermögen zu stärken. Sofern im Wasser keine Schadstoffe mehr enthalten sind, sollen alle Schadstoffinformationen neutralisiert werden.

Verfahren

Das Wasser, das auf diese Weise mit Naturenergien behandelt werden soll, umfließt den Energieträger und nimmt dabei die Informationen auf. Oder das Belebungsgerät ist in unmittelbarer räumlicher Nähe des Wassers montiert, zum Beispiel an der Wasserleitung. In der Gruppe der künstlichen Energieträger finden wir auch eine Vielzahl von Kleingeräten wie Platten, Stäbe und Scheiben. Geeignete bzw. verwendete Energieträger sind etwa:
- Keramikplatten oder andere Keramikkörper
- Glas- und Kunststoffstäbe
- Kunststoffscheiben
- Aluminiumringe
- Metallbehälter, die informierten Sand enthalten

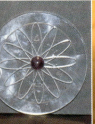 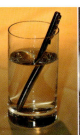 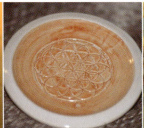 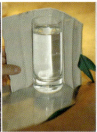 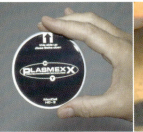 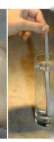

- Silberstäbe
- Holzplatten
- Behälter, in denen informiertes Wasser enthalten ist.

Bei zentralen Anlagen wird das gesamte Wasser über den Energieträger behandelt, bei Küchengeräten nur das Wasser, welches durch das Kleingerät fließt. Stäbe, Platten oder Scheiben können zum Arbeitsplatz und auf Reisen mitgenommen werden.

Die Belebungsverfahren mit künstlichen Energieträgern sind vergleichsweise günstig und werden in den unterschiedlichsten Variationen angeboten

Vorteile

Die Wasserbelebung mit künstlichen Energieträgern soll zu einer Neustrukturierung des Wassers und einer Behandlung der Schadstoffinformationen führen. Für jeden Einsatzzweck, Einsatzort und Geldbeutel stehen viele verschiedene Geräte zur Verfügung. Im Gegensatz zu den Geräten mit Naturstoffen muss das Wasser nicht durch das Gerät fließen. Dadurch sind diese Systeme bei zentralen Anlagen auch durch Laien anzubringen. Da die Information durch den Hersteller aufgeprägt wurde, kann erfragt werden, welches Informationsspektrum in den jeweiligen Geräten enthalten ist. Nach aktuellem Wissensstand verbraucht sich die einmal abgespeicherte Energie im Gerät nicht. Es fallen also keine Verbrauchsmaterialien an.

Nachteile

Es findet keine Reinigung des Wassers von Schadstoffen statt. Daher werden diese Geräte von seriösen Herstellern nur bei

Hersteller

COMPLEXX Smith & Mohr GbR
Max-Planck-Straße 5
D-23701 Eutin
Tel.: 0 45 21 / 7 82 23
Fax: 0 45 21 / 7 82 24
complexx@t-online.de
www.complexx-center.de

Belebungsverfahren | *künstliche Energieträger*

reinem oder per Filter gereinigtem Wasser empfohlen. Werden diese Vitalisierer als zentrale Hausgeräte eingesetzt, können die Ablagerungen in den Leitungsrohren abgelöst werden. Das kann zur Erhöhung der Schadstoffgehalte des Leitungswassers führen. Bei vielen Kleingeräten fehlen wissenschaftliche Untersuchungen und Wirkungsnachweise, obwohl positive Erfahrungen mit den einzelnen Geräten gemacht wurden.

Kosten, Wartung, Installation

Alle Geräte können selbst angebracht werden. Hausgeräte werden in der Regel an der Wasserleitung befestigt, Küchengeräte wiederum an den Anschlüssen des Wasserhahns. Wartungsarbeiten fallen bei keinem System an. Die Kosten der Geräte variieren je nach Hersteller und Geräteart:

Hausgeräte   rund 500 bis 2.000 Euro,
Küchengeräte   rund 50 bis 250 Euro
Mobile Geräte   rund 20 bis 200 Euro.

Bewertung	Wasserbelebung durch künstliche Energieträger
Geräteart	Küchengerät, Hausgerät und mobile Geräte
Installation	Hausgeräte selbst, Küchengeräte selbst, mobile Geräte keine
Chemische Reinigung	keine
Informelle Reinigung	ja, nach vorheriger chemischer Reinigung
Belebung	möglich
Wartung	keine
Laufende Kosten	keine
Anschaffungskosten	Hausgeräte 500 bis 2.000 Euro Küchengeräte 50 bis 250 Euro Mobile Geräte 20 bis 200 Euro

Hersteller

lifeElements Vertriebs GmbH
Hauptstraße 2+4
D-93346 Ihrlerstein
Tel.: 0 94 41 / 1 77 00
Fax: 0 94 41 / 17 70 77
sales@lifeelements.de
www.lifeelements.de

KINÖOPATHIE GmbH
Hochgernstraße 4
D-83139 Söchtenau
Tel.: 0 80 55 / 91 26
Fax: 0 80 55 / 91 27
info@kinoeopathie.de
www.kinoeopathie.de

ALVITO GmbH
Hillerstraße 25
D-90429 Nürnberg
Tel.: 09 11 / 32 15 21
Fax: 09 11 / 32 15 22
info@alvito.de
www.alvito.de

Heinrich Kehlbeck Großhandlung
Hasseler Steinweg 9
D-27318 Hoya
Tel.: 0 42 51 / 93 52 97
Fax: 0 42 51 / 93 52 90

Mewald GmbH
Industriestraße 1+2
A-2486 Pottendorf
Tel.: +43 (0)26 23 / 72 22 5
Fax: +43 (0)26 23 / 7 22 25 22
wolfgang.weisz@mewald.at
www.mewald.at

Rayonex GmbH
Postfach 4060
D-57356 Lennestadt
Tel.: 0 27 23 / 9 15 60
Fax: 0 27 23 / 91 56 56
info@rayonex.de
www.rayonex.de

PLOCHER Energiesysteme
Torenstraße 26
D-88709 Meersburg
Tel.: 0 75 32 / 4 33 30
Fax: 0 75 32 / 43 33 10
energiesystem@plocher.de
www.plocher.de

Fazit

Die Belebung des Wassers durch künstliche Energieträger ist eine gute Möglichkeit zur Belebung und Neustrukturierung des Wassers. Da Informationen gezielt aufgeprägt wurden, kann die Art der Information beim Hersteller erfragt werden. Die Vielfalt der verschiedenen Geräte ermöglicht einen Einsatz als Zentralanlage, Küchengerät oder mobiles Gerät. Im Vergleich zu den natürlichen Energiesystemen sind die hier vorgestellten Geräte deutlich preisgünstiger. Alle Systeme sind wartungsfrei, daher entstehen keine Folgekosten. Eine Behandlung der Schadstoffe findet nicht statt, jedoch können alle Systeme bei Bedarf um ein Filtersystem ergänzt werden. Zum Teil werden diese Vitalisierer schon als Kombinationsgeräte angeboten.

Der Wasserladen

Für den interessierten Kunden ist es äußerst schwierig, eine neutrale und unabhängige Fachberatung zu erhalten, da jeder Hersteller das von ihm vertriebene Gerät als das beste darstellt. Um hier Abhilfe zu schaffen, gibt es in einigen deutschen Städten bereits so genannte Wasserläden. Sie vertreiben nicht nur die Produkte eines Herstellers, sondern bieten eine Vielzahl unterschiedlicher Systeme zur Reinigung und Belebung von Wasser an. Hier erhalten Sie eine kompetente und unabhängige Beratung, können die Geräte testen und haben außerdem die Möglichkeit, das aufbereitete Wasser zu probieren und geschmacklich zu vergleichen. Wasserläden gibt es bereits in Berlin, Darmstadt und in Lörrach. Weitere Geschäfte sind in Planung.
Näheres unter: www.wasserladen.de

H2O – Der Wasserladen Berlin
Bleibtreustr. 3
D-10623 Berlin
Tel.: 0 30 / 31 50 68 90
Fax: 0 30 / 31 50 68 91
info@wasserladen.de
www.wasserladen.de

H2O – Der Wasserladen Darmstadt
Bessunger Straße 12
D-64285 Darmstadt
Tel.: 0 61 51 / 14 43 99

H2O – Der Wasserladen Dreiland-
Basel – im Pestalozzi-Hof
Weiherweg 2
D-79540 Lörrach-Stetten
Tel.: 0 76 21 / 70 91 00

| Belebungsverfahren | Schlussbemerkung |

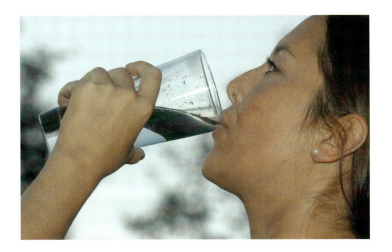

Schlussbemerkung

Dieses Buch kann und will bei der Fülle der angebotenen Systeme, Verfahren und Geräte, die mittlerweile den Markt überschwemmen, keinen Anspruch auf Vollständigkeit erheben. Es können hier nicht alle Firmen und Hersteller genannt, nicht alle Geräte erklärt werden. Ziel ist es vielmehr, Sie, den an der Thematik interessierten Leser, über die allgemeinen Verfahren aufzuklären, Ihnen also ein Basiswissen zu vermitteln, damit Sie das für Sie beste System herausfinden können.

Zum Schluss sollte festgehalten werden: Es gibt nicht *das* beste System oder *das* beste Gerät. Sie können nur für sich ganz individuell herausfinden, welches Verfahren für Sie am geeignetsten ist. Dies hängt wiederum von der verfügbaren Leitungswasserqualität ab. Also: Stellen Sie zuerst die Qualität Ihres Leitungswassers fest. Werden Sie sich dann klar darüber, welchen Anspruch Sie an das Gerät stellen (Brauchwasser- und/oder Trinkwasseraufbereitung, reinigen und/oder beleben, mit oder ohne Mineralien). Überlegen Sie sich nun, wie viel Sie investieren wollen. Und zu guter Letzt: Vergessen Sie nicht, das aufbereitete Wasser vor dem Kauf des Gerätes zu probieren, denn schließlich soll es Ihnen ja auch schmecken!

Häufige

Fragen

Was ist die wesentliche Änderung der neuen Trinkwasserverordnung (TrinkwV)?

Die neue Trinkwasserverordnung (TrinkwV) trat am 1. Januar 2003 in Kraft. Zum ersten Mal wird hier in einem Gesetz zum Trinkwasser berücksichtigt, dass Schadstoffe auf dem Weg vom Wasserwerk zur Entnahmestelle in das Trinkwasser gelangen können. In den bisherigen Verordnungen wurden Grenzwerte festgelegt und deren Einhaltung im Wasserwerk überprüft. In der neuen TrinkwV wird ebenfalls im Wasserwerk geprüft; ergänzt wird dies aber um eine Überprüfung im Haushalt. Gemessen werden hierbei diejenigen Stoffe, die erst durch die Hauptleitungen und insbesondere durch die Hausleitungen in das Trinkwasser gelangen können. Die neue TrinkwV unterscheidet daher bei der Festlegung der Grenzwerte „Chemische Parameter, deren Konzentration sich im Verteilungsnetz einschließlich der Hausinstallation in der Regel nicht mehr erhöht", und „Chemische Parameter, deren Konzentration im Verteilungsnetz einschließlich der Hausinstallation ansteigen kann".

Das Trinkwasser ist doch eines der besten Lebensmittel überhaupt! Warum soll ich das Wasser noch filtern?

Diese Meldungen beziehen sich immer auf die Untersuchungen im Wasserwerk. Was bei Ihnen zu Hause aus dem Wasserhahn kommt, ist insbesondere abhängig von den Hausleitungen, aber auch von den Hauptwasserleitungen. Die Hauswasserleitungen sind in der Regel aus Kupfer, manchmal auch aus Blei. Die damit verbundenen Schwermetalle können sich in unterschiedlichen Konzentrationen in Ihrem Trinkwasser befinden. Einige Wasserbetriebe fördern daher schon den Austausch von Kupfer- oder Bleileitungen mit eigenen Finanzierungsprogrammen. Mit einem guten Filter, der auf Ihre Bedürfnisse abgestimmt ist, können Sie die Wasserqualität an Ihrem Hahn auch dann beeinflussen, wenn zum Beispiel der Hausbesitzer keinen Austausch der Rohrleitungen vornimmt.

Wir haben doch in Deutschland eine sehr strenge Trinkwasserverordnung. Muss ich mein Trinkwasser trotzdem noch filtern, auch wenn die Grenzwerte eingehalten sind?
Von „muss" kann nicht die Rede sein. Aber wenn Sie überzeugt sind, dass weniger Schadstoffe im Trinkwasser für Sie der richtige Schritt sind, so treffen Sie mit einem für Ihre Bedürfnisse geeigneten guten Reinigungsgerät die richtige Entscheidung.

Berücksichtigt die neue Trinkwasserverordnung alle Schadstoffe?
Auch die neue Trinkwasserverordnung kann immer nur einen Teil der möglichen Schadstoffe im Trinkwasser berücksichtigen. So gibt es im Trinkwasser auch anerkannte Schadstoffe, für die es jedoch keinen Grenzwert gibt. Zu diesen Schadstoffen gehören beispielsweise:
- Medikamentenrückstände
- polare Pestizide (können hormonähnliche Wirkungen haben)
- Asbestfasern.
Im Moment vermag niemand begründet festzulegen, welche Menge dieser Stoffe zu einer Gesundheitsgefährdung führen kann. Es ist jedoch klar, dass diese Stoffe keine natürlichen Bestandteile des Trinkwassers sind.

Häufige Fragen

Was sind die wesentlichen Unterschiede der verschiedenen Reinigungsverfahren? (ausführliche Antwort im Textteil)

1) Die Kannenfilter zielen auf eine Geschmacks- und Geruchsverbesserung des Wassers. Ihre wesentliche Wirkung ist die Entkalkung und Entchlorung. Diese Systeme sind nicht dazu gedacht, Schadstoffe aus dem Wasser zu entfernen.

2) Die Einbaufilter aus Granulat-Aktivkohle zielen ebenfalls auf die Geschmacks- und Geruchsverbesserung des Wassers. Ihre Hauptwirkung ist die Reinigung von Chlor und organischen Schadstoffen. Gegen Schwermetalle und viele weitere Schadstoffe nützen sie nichts. Diese Reinigungssysteme lassen sich schwer oder kaum kontrollieren.

3) Die Blockfilter und Membran-Blockfilter-Kombinationen reduzieren deutlich die Schadstoffbelastung des Wassers. Mineralien und Salze bleiben erhalten. Gute Blockfilter haben ein hohes Leistungsspektrum und sind sicher in der Anwendung. Nur wenn das Wasser relevante Mengen an Nitrat oder Nitrit enthält, sollten diese Systeme nicht eingesetzt werden.

4) Umkehr-Osmose-Geräte reinigen das Wasser von nahezu allen Bestandteilen. Auch Mineralien werden herausgefiltert. Das gereinigte Wasser besteht fast ausschließlich aus H_2O. Bei relevanten Belastungen mit Nitrat und Nitrit das bevorzugte System. Umkehr-Osmose-Wasser hat ein hohes Entgiftungspotenzial.

5) Destilliergeräte reinigen das Wasser von allen Bestandteilen. Auch hier werden Mineralien entfernt. Das gereinigte Wasser besteht ausschließlich aus H_2O. Bei relevanten Belastungen mit Nitrat und Nitrit das bevorzugte System. Destilliertes Wasser hat ein hohes Entgiftungspotenzial.

Sind Reinigungsgeräte überflüssig, wenn ich mein Trinkwasser mit einem Wasserbeleber behandle?

Nein, zwar können Schadstoffschwingungen im Wasser mit einem Wasserbeleber behandelt werden, wenn aber die Schadstoffe nicht vorher herausgefiltert werden, bleiben sie weiterhin wirksam. Bei schadstoffbelastetem Wasser ist die Wasserbelebung eine Ergänzung zur Filterung. Also immer erst das Wasser reinigen und dann die so genannten feinstofflichen Schwingungen behandeln. Der alleinige Einsatz von Wasserbelebern ist für Trinkwasser nur bei reinem Wasser empfehlenswert.

Ein Verkäufer für Wasserbelebungsgeräte hat mir gesagt, mit dem Wasserbeleber werden auch Schadstoffe unschädlich gemacht. Stimmt das?
Nein, das ist unwahr! Wer so etwas behauptet, ist nur auf Ihr Geld aus und berät nicht seriös. Blei bleibt Blei und Pestizide bleiben Pestizide. An dieser Tatsache kann auch das beste Belebungsgerät nichts ändern.

Wäre es nicht besser, das gesamte Wasser im Haus über eine zentrale Anlage zu filtern, um überall gefiltertes Wasser entnehmen zu können?
Durch eine zentrale Wasseraufbereitung behandeln Sie das gesamte Wasser, bevor es in die Hausrohrleitungen kommt. Je nachdem, für welchen Anlagetyp Sie sich entscheiden, werden Sie die erwünschte Verbesserung der Wasserqualität erzielen. Die möglicherweise durch die Hausrohre in das Wasser gelangten Schwermetalle lassen sich aber nicht durch eine zentrale Anlage behandeln.

Ich benutze einen Kannenfilter und habe dadurch immer sehr schönen klaren Tee. Bedeutet das auch, dass mein Wasser frei von Schadstoffen ist?
Die Trübung des Tees wird hauptsächlich durch Mineralien wie Kalzium und Magnesium im Wasser verursacht. Bei Kannenfiltern ist ein Kationen-Tauscher in der Patrone enthalten. Durch den Kationen-Austauscher werden die Mineralien Kalzium und Mag-

Häufige Fragen

nesium entzogen und gegen einen anderen Stoff ausgetauscht. Das macht den Tee klarer, die Schadstoffe beeinflusst es aber nicht.

Kann ich durch Laufenlassen des Wassers den Gehalt an Schwermetallen im Trinkwasser verringern?
Im Prinzip schon, denn das stehende Wasser in den Leitungen ist belasteter als das fließende. Wie viele Liter Sie ablaufen lassen müssen, hängt aber von vielen Bedingungen ab: etwa, in welcher Etage Sie wohnen, wo das Stück Rohrleitung sitzt, das für die höheren Schwermetallgehalte verantwortlich ist, welche Gewohnheiten Ihre Mitbewohner haben etc. Auch können Sie durch das Ablaufenlassen nicht den Gehalt an Stoffen reduzieren, die schon ab Wasserwerk im Trinkwasser enthalten sein können (wie Medikamentenrückstände). Außerdem ist es auch sicher keine ökologische Handlung, Wasser einfach durch den Abfluss laufen zu lassen.

In meinem Trinkwasser sind Nitrat und Nitrit in Konzentrationen enthalten, die ich verringern möchte. Welche Filtertypen sind dann die geeignetsten ?
Bei Problemen mit Nitrat oder Nitrit ist der Einsatz einer guten Umkehr-Osmose-Anlage oder als Alternative auch ein Dampfdestillierer zu empfehlen.

Ich interessiere mich für ein Reinigungsgerät und habe mich über verschiedene Verfahren informiert. Alle behaupten, dass sie das beste System haben. Was soll ich jetzt machen ?
Lassen Sie sich nicht in Ihrer Entscheidung bedrängen. Für die Auswahl des individuell richtigen Systems ist dieses Buch sicher eine Hilfe. Können Sie sich nicht entscheiden, so vergleichen Sie die Gutachten, die Seriosität, den Preis, und prüfen Sie auch den Geschmack des gefilterten Wassers der verschiedenen Systeme. Ihr Geschmack ist ein sehr wichtiger Indikator dafür, ob

Ihnen das erzeugte Wasser auch wirklich gut tut. Am besten können Sie den Geschmack in einem direkten Vergleich testen.

Welches Wasser ist gut für mich?

Trinkwasser dient unserem Körper vor allem dazu, ihn von Abfall- und Schlackenstoffen zu befreien. Das Wasser transportiert die Abfall- und Schlackenstoffe aus den Zellen und dem Bindegewebe über Nieren und Blase nach draußen. Eine Theorie lautet: Wenn das Wasser schon vorher mit sehr vielen Mineralien beladen ist (hoher Mineralien-/Salzgehalt), dann kann es nur noch wenige zusätzliche Abfall- und Schlackenstoffe zum Abtransport aufnehmen. Andererseits sorgen geringe Mengen an bestimmten Mineralien vermutlich für eine vorteilhafte Struktur im Wasser, da sie die „magnetischen" H_2O-Moleküle in eine quasi-kristalline Form bringen. Die Forschung auf diesem Gebiet steht jedoch noch am Anfang... Fest steht, dass es nicht „das beste Wasser für jeden" gibt, sondern die unterschiedlichen Eigenschaften eines Wassers bei Menschen individuell verschiedene Auswirkungen haben. Jeder muss also sein Wasser finden.

Ist es nicht schädlich, destilliertes Wasser oder Umkehr-Osmose-Wasser (UO-Wasser) zu trinken?

Nein, es ist nicht schädlich, destilliertes Wasser oder UO-Wasser zu trinken. Solche Wasser enthalten praktisch keine Fremdstoffe und auch keine Mineralien mehr und haben deshalb eine sehr gute entschlackende Wirkung. Der Eigengeschmack des Tees, Kaffees oder der Speisen bleibt besser erhalten und wird nicht zum Beispiel durch den Kalk beeinträchtigt. Das Gerücht, dass man sterben kann, wenn man einen Liter destilliertes Wasser trinkt, ist ein naturwissenschaftlicher Irrtum (Regen- und Schmelzwasser oder Tau sind auch „destilliertes Wasser"; es gibt sogar natürliche Quellen, die mit 13 bis 25 mg/l annähernd mineralienfrei sind). Am wichtigsten ist jedoch, dass Trinkwas-

Häufige Fragen

ser möglichst frei von schädlichen Stoffen wie Schwermetallen, Arsen, Asbest, Medikamentenrückständen etc. ist.

Was ist eigentlich Kalk?

Kalk sind die Härte bildenden Mineralienverbindungen aus Kalzium und Magnesium im Trinkwasser. Sie sind für die Ablagerungen in Kesseln, an Heizspiralen, für Schwimmschichten auf dem Tee und vieles andere verantwortlich. Die Weichheit bzw. Härte des Wassers wird ausschließlich über die beiden Elemente Kalzium und Magnesium definiert. Kalzium und Magnesium sind auch für einen höheren Waschmittelverbrauch verantwortlich, da sie eine bestimmte Menge des Waschmittels neutralisieren. Härteres Wasser verbraucht mehr Waschmittel.

Ich habe kein Wasser aus dem Wasserwerk, sondern einen Brunnen. Welche Filtersysteme sind dort einsetzbar?

Bei einem eigenen Brunnen müssen Sie zunächst eine Wasseranalyse machen lassen, da viele verschiedene Stoffe im Wasser enthalten sein können. Auf der Grundlage der Wasseranalyse können Sie sich dann beraten lassen, welches Gerät rein technisch sowie in Bezug auf Wasserinhaltsstoffe in Frage kommen könnte. Sollte Ihnen ein Verkäufer für Ihr Brunnenwasser ohne vorliegende Wasseranalyse einen Filter verkaufen wollen, ist dies unseriös.

Ich habe gehört, dass Aktivkohlefilter unkontrolliert Schadstoffe wieder an das Trinkwasser abgeben können. Stimmt das?

Dies ist nur bei Kannenfiltern oder Einbaufiltern aus Granulat-Aktivkohle möglich, nicht jedoch bei Aktivkohle-Blockfiltern und Membran-Aktivkohle-Blockfiltern. Zu einem so genannten Durchbruch kann es hier nicht kommen. Selbstverständlich muss aber der empfohlene Filterwechsel alle sechs Monate durchgeführt werden.

Zum Nachschlagen | *Literaturhinweise*

Literatur rund ums Wasser:

Ball, Philipp:
H_2O Biographie des Wassers, Piper Verlag,
ISBN 3-492-04156-6

Batmanghelidj, Faridun:
Wasser – die gesunde Lösung, VAK Verlags GmbH,
ISBN 3-924077-83-5

Emoto, Masaru:
Die Botschaft des Wassers Band 1, Koha Verlag,
ISBN 3-929512-21-1

Emoto, Masaru:
Wasserkristalle, Koha Verlag,
ISBN 3-92951-20-3

Emoto, Masaru:
Die Antwort des Wassers, Koha Verlag,
ISBN 3-929512-93-9

Hacheney, Friedrich:
Levitiertes Wasser, Dingfelder Verlag,
ISBN 3-926253-42-8

Hendel, Barbara/Ferreira, Peter:
Wasser und Salz – Urquell des Lebens,
INA Verlags GmbH, ISBN 3-00-008233-6

Hendel, Barbara:
Gesund und fit mit Wasser und Salz,
INA Verlags GmbH, ISBN 3-9808408-0-8

Honauer, Urs:
Wasser die geheimnisvolle Energie, Irisiana,
ISBN 3-89631-240-5

Kröplin, Bernd:
Welt im Tropfen, Gutes Buch Verlag,
ISBN 3-930683-64-6

Studien:

1. Witte, Dr. Irene, Universität Oldenburg, zu Synergieeffekten im Wasser: „Fatale Kombinationswirkungen erfordern zusätzliche Untersuchungsverfahren", 1996

2. Popp, Prof. Dr. Fritz-A., International Institute of Biophysics, „Elektrolumineszenz-Analyse zur Charakterisierung von Wasser", Juni 2002

Bücher und Zeitschriften aus dem INA Verlag

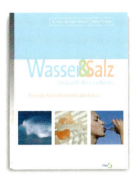

Dieses Buch entführt Sie in die fantastische Welt der beiden Urelemente Wasser und Salz und weiht Sie in die neuesten Erkenntnisse der geheimen Kräfte der Natur ein. An praktischen Beispielen wird Ihnen gezeigt, wie Sie mit Wasser und Salz

- gesund werden oder bleiben
- Ihr Wohlbefinden steigern
- Ihr körperliches und seelisches Gleichgewicht wieder finden
- Ihr Bewusstsein erweitern und grenzenlose Energie erlangen

232 Seiten, durchgehend vierfarbig illustriert, kartoniert 23,5 x 17,0 cm, ISBN 3-00-008233-6, € 20,35 / sFr 39,80

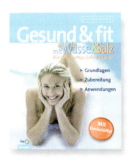

Anschaulich und leicht verständlich werden dem Leser wertvolle Tipps und Anwendungsmöglichkeiten rund um das Thema Wasser und Salz präsentiert.

Dieses Buch ist ein unentbehrlicher Ratgeber für alle, die auf natürliche Weise gesund und fit bleiben oder werden wollen.

Der beigefügte Dosierlöffel erleichtert die Herstellung der empfohlenen Solekonzentrationen.

56 Seiten, durchgehend vierfarbig illustriert, kartoniert, 15 x 18 cm, mit praktischem Dosierlöffel, ISBN 3-9808408-0-8, € 8,90 / sFr 17,80

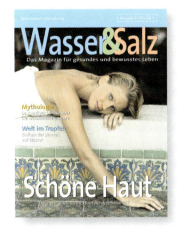

Das Magazin berichet über alles Wissenswerte rund um das Thema Wasser und Salz und befasst sich mit gesunder Ernährung, Wellness, ganzheitlicher Lebensführung und bewusstem Leben.

Erscheinungsweise: zweimonatlich
Vertrieb: Abonnement (10.000) und über Buchhandlungen, Apotheken, Bio- und Naturkostläden, Ärzte und Heilpraktiker
Auflage: 20.000
Mediadaten: www.ina-gmbh.de

Zum Nachschlagen | *Impressum Bildnachweis*

Impressum

© INA Verlags GmbH, Herrsching

Alle Rechte vorbehalten. Nachdruck, auch auszugs-
weise, sowie Verbreitung durch Bild, Funk, Fernsehen
und Internet, durch fotomechanische Wiedergabe,
Tonträger und Datenverarbeitungssysteme jeder Art
nur mit schriftlicher Genehmigung des Verlages.

Herstellung und Produktion:
Wolfgang Heisler

Grafik-Konzept und Layout:
dworak & ronczka, Atelier für
Kommunikationsdesign

Bildredaktion:
dworak & ronczka, Atelier für
Kommunikationsdesign

Lithos:
B&W Litho GmbH, München

Druck:
Bawa Print, München

Verlagsanschrift:
INA Verlags GmbH
Seestraße 7
82211 Herrsching

Tel. 0 81 52/91 86 0
Fax 0 81 52/ 91 86 10

ISBN 3-9808408-1-6

Bildnachweis:

Dr. Masuro Emoto: S. 16 (3), S. 17 (2)

Wolfgang Heisler: Umschlag (3), S. 11 (2), S. 16 (1), S.
22 (1), S. 24, S. 29, s. 33 (1), S. 39, S. 41, S. 44 (3), S.
45 (3), S. 46 (1), S. 50 (4), S. 53 (2), S. 54, S. 59, S. 61,
S. 77, S. 80, S. 91 (1), S. 104 (2), S. 107, S. 113, S. 120
(2), S. 121, S. 122, S. 124 (6), S. 127, s. 128 (5)

MEV Verlag: S. 20 (1), S. 30, S. 31, S. 96 (1), S. 105,
S. 111,

dworak & ronczka: S. 9, S. 15, S. 32 (1), S. 42, S. 52 ,
S. 53, S. 57, S. 75, S. 76, S. 89, S. 91 (1), S. 100, S.
112, S. 117 (1)

Image 100: Seite 10 (1), S. 22 (1), S. 45 (1),

Image Source: Seite 10 (3), S. 33 (1), S. 90 (1),

Photo Disk: Umschlag (1), S. 8 (1), S 11 (3), S. 12
(3), S. 20 (1), S. 21 (2), S. 22 (2), S. 27, S. 28 (3), S.
32 (1), S. 33 (2), S. 37, S. 38 (4), S. 72 (2), S. 90 (1),
S. 91 (2),

PhotoAlto: S. 90 (1),

Creativ Collection: Umschlag (2), S. 6 (2), S. 21, S. 36,

digital vision: S. 6 (1), S. 12 (1), S. 14, S. 18,

Judo: S. 43, S. 93 (3), S. 94 (2),

Aqua Nova: S. 50 (1), S. 73 (2)

Kinöopathie: S. 62 (1),

AM Gruppe: S. 62 (1), S. 72 (1),

Carbonit Filtertechnik: S. 64 (3), S. 65 (3), S 72 (1), S.
85, S. 86,

CWE aqua-vitalis S.73 (1), S. 117,

Grünbeck S.81 (3),

Maitron S.92 (1),

Leva Quell S.96 (1), S. 102, S. 103 (3),

Prof. Kröplin S.116 (2),

Jutta Fischer (Wirbelwasser) S.96 (1), S. 108, S. 109,

Hagalis Assoziation S.98 (2),

Grander S.96 (1), S. 99 (2), S. 118 (2), S. 119 (2),

PI-Technology S.115

Glossar

Absorption Aufnahme von Stoffen ins Innere (etwa des Filter*granulats*), wo sie sich verteilen.

Adsorption Aufnahme und physikalische Bindung von Stoffen an einer Oberfläche.

Aktivkohle Besonders reaktionsfreudige Kohleform: Die feinen Kanäle und Poren der Kohle (gewonnen aus Naturprodukten wie Holz, Torf) werden mit Wasser oder Chemikalien frei gespült. Dieser Vorgang, der die Oberfläche der Kohle um ein Vielfaches vergrößert und so ihr Filter- / Reaktionsvermögen stark erhöht, heißt Aktivierung.

Allopathie, allopathisch Andere Bezeichnung für „Schulmedizin", „schulmedizinisch".

Anionen sind elektrisch negativ geladene *Ionen*.

Artesische Quelle Eine Quelle, die durch ihre *levitanten* Kräfte von selbst aus der Erde aufsteigt.

Belebung des Wassers Auch Vitalisierung oder Energetisierung genannt. Der Vorgang, der Struktur und *Informationen* des Wassers so verändert, dass sie wieder möglichst nah an die *reifen Wassers* kommen.

biochemisch Die chemischen Abläufe in Lebewesen betreffend.

biophysikalisch Physik des Lebendigen betreffend.

Brauchwasser Wasser, das zu anderen Zwecken als zum Trinken und der Zubereitung von Speisen verwendet wird. Also z.B. Wasser, das durch die Toilettenspülung oder die Waschmaschine fließt. Da unser Leitungswasser immer *Trinkwasser* ist, verschwenden wir viel von diesem kostbaren Wasser.

Cluster Stammt aus dem Englischen und bedeutet „Haufen". Bezeichnet in der Chemie die Wasserstoffbrücken zwischen *Molekülen*. Wassermoleküle können unter schlechten Bedingungen zu komplexen Cluster-Gebilden verklumpen. Das beeinträchtigt die Vitalität und Qualität des Wassers.

Elektrolumineszenz Lumineszenz bezeichnet die Eigenschaft bestimmter Substanzen, während einer Bestrahlung mit Tageslicht, UV-, Röntgen- oder Elektronenstrahlen aufgenommene Energie ganz oder teilweise als Licht wieder abzugeben. Wird die Lumineszenz durch Einwirken eines elektrischen Feldes bewirkt, spricht man von Elektrolumineszenz. Die Lumineszenz-Stärke ist messbar. Zeigt Wasser nach *Belebung* eine andere Lumineszenz als vorher, kann das darauf hinweisen, dass es sich verändert hat.

elektromagnetisch Magnetische Wirkung, die durch elektrischen Strom bedingt ist. Elektrische Magnete werden z.B. bei Kalk-Wandlern genützt: Ihr Magnetfeld bewirkt, dass die Kalzium- und Magnesium-Ionen im Wasser ihre Struktur verändern und sich an *Impfkristalle* anlagern. Das verhindert Kalkablagerungen.

Feinstpartikel Kleinste Teilchen. Nicht alle Methoden zur Wasserreinigung können die eventuell gesundheitsbelastenden Feinstpartikel zurückhalten.

Frequenz Gibt an, wie oft sich die Schwingung einer Welle innerhalb eines bestimmten Zeitraums wiederholt. Jede Substanz hat ein eigenes Frequenzmuster (auch „Schwingungsmuster" oder „Schwingungen").

Fungizid Mittel, das Pilze abtötet.

Granulat Feinkörniges Material, Bestandteil von Anlagen zur Wasserreinigung. Granulate haben eine große, reaktionsfreudige Oberfläche und können so viele unerwünschte Stoffe aus dem durchströmenden Wasser entfernen. Neben *Aktivkohle*-Granulat wird auch Kunststoff-Granulat verwendet.

H_2O Chemische Formel für Wasser: Je zwei Atome Wasserstoff (H = Hydrogenium) sind mit einem Atom Sauerstoff (O = Oxygenium) zu einem Wasser*molekül* verbunden.

Impfkristall Durch chemische Reaktion im Kalk-*Katalysator* entstehender *Kristall*, an dem sich Kalzium- und Magnesium-*Ionen* (die Bestandteile des „Kalks" im Wasser) anlagern. Auf diese Weise kann sich der Kalk nicht mehr ablagern.

Informationen des Wassers Das Wasser ist von seiner Molekülstruktur her ein flüssiger *Kristall*, dessen Moleküle über *Cluster* miteinander verbunden sind. Vermutlich lassen sich Art und Menge dieser Wasserstoffbrücken durch äußere Einflüsse (etwa *elektromagnetische Schwingungen*) verändern. Das bewirkt eine andere Struktur und *Schwingung* des Wassers – und damit eine andere Wirkung im Körper. Vermutlich können z.B. Schadstoffe dem Wasser ihre *Frequenz* (Information) so nachhaltig aufprägen, dass selbst das Entfernen des Schadstoffs seine negative Wirkung nicht aufhebt. Das gelingt nur mit einigen Methoden der Wasser*belebung*.

Ionen Elektrisch geladene Atome oder Atomgruppen. Bei der sog. Ionisierung nehmen diese Atome/Atomgruppen ein negativ geladenes Elektron auf oder geben es ab. Diese Reaktion lässt sich gezielt anstoßen: Ionenaustauscher können z.B. Wasser entkalken, indem sie Kalzium- und Magnesium-Ionen aufnehmen und im Austausch z.B. Natrium-Ionen abgeben.

Katalysator Eine Substanz, die eine Reaktion ermöglicht bzw. anstößt, ohne sich dabei selbst zu verändern und zu verbrauchen. Im erweiterten Sinne auch das Gerät, in dessen Inneren solche katalytischen Reaktionen ablaufen, etwa der Kalk-*Katalysator*.

Kationen sind elektrisch positiv geladene *Ionen*.

Kristall Festkörper, dessen *Moleküle* eine regelmäßige, räumliche Gitterstruktur bilden. Die ordnenden (elektrischen) Kräfte, die diese perfekte Struktur bewirken, fördern auch die Strukturierung des Wassers, das einem flüssigen Kristall gleicht. Daher werden Kristalle zur *Belebung* des Wassers eingesetzt.

Kumulation Allmähliche Anhäufung eines Stoffes im Körper, weil die Substanz schneller zugeführt wird, als der Organismus sie abbaut und ausscheidet. So kann etwa die ständige Aufnahme bestimmter Schadstoffe mit dem *Trinkwasser* dazu führen, dass diese Substanzen sich im Körper ansammeln.

Levitation/levitant Aufhebung der Schwerkraft, Schweben, anhebende Wirkung.

Mäander/mäanderförmig Bezeichnung für einen sich schlängelnden Wasserlauf. Mäanderförmig bedeutet „geschlängelt" oder „gewunden". Die typisch spiralige Bewegung des Wassers heißt ebenfalls Mäanderbewegung; auch Blut und Lymphe (Gewebswasser) durchströmen unseren Körper mäanderförmig.

Membran Sehr dünnes Häutchen, das im Körper eine trennende Funktion hat. In Wasserreinigungsgeräten ein dünnes, elastisches Gewebe mit Filterfunktion, dessen Poren bestimmte Stoffe/ *Moleküle* zurückhalten und andere passieren lassen.

Mineralien Bezeichnung für (überwiegend) nicht *organische* Verbindungen. Wasser nimmt in seinem Lauf durch die Erd- und Gesteinsschichten oft Mineralien auf, etwa Kalium, Kalzium oder Magnesium.

Molekül Verbindung aus zwei oder mehr Atomen. Kleinste Einheit chemischer Verbindungen.

molekular Die *Moleküle* betreffend.

Natriumchlorid Verbindung aus Natrium (Na) und Chlor (Cl), kurz NaCl oder „Kochsalz".

Nitrat An sich harmlose Stickstoffverbindung. Sie kann jedoch im Körper zu Nitrit umgewandelt werden. Nitrit blockiert an den roten Blutkörperchen die Bindungsstellen für Sauerstoff, was zur ernsten Sauerstoff-Unterversorgung des Körpers führen kann.

organisch In der Chemie der Bereich, in dem es um kohlenstoffhaltige Verbindungen geht. Der Begriff

Zum Nachschlagen | Glossar

organisch bezeichnet aber auch Belebtes und alles, was sich auf den lebenden Organismus bezieht.

Osmose Übertritt von Flüssigkeit aus einer Zelle in die andere; Basis des Zellstoffwechsels. Gesteuert durch die Salzkonzentration in der Zelle: Wasser kann Zellwände durchdringen und strebt immer dorthin, wo die Salzkonzentration höher ist, um die Konzentration auszugleichen.

Pestizid Chemisches Pflanzenschutzmittel.

pH-Wert Gibt an, ob eine Lösung sauer, neutral oder basisch ist. Der pH-Wert steht für die Konzentration der Wasserstoff-Ionen. Je mehr vorhanden sind, desto saurer die Lösung. Die pH-Skala reicht von 1 (= starke Säure) bis 14 (= starke Base). Ein Wert um 7, das ist der pH-Wert reinen Wassers, gilt als neutral. Unser Blut hat einen pH-Wert von 7,35.

Protozoen Ein- oder mehrzellige Urtierchen.

Regenerierung Wörtlich „Wiedererschaffung". Die latein. Vorsilbe „re-" bedeutet so viel wie „wieder", „erneut" oder „zurück". Das latein. Verb „generare" heißt „erschaffen" oder „hervorbringen". Bezogen auf das Wasser bedeutet Regenerierung: Dem Wasser die Rückkehr zu einer naturnahen molekularen Struktur ermöglichen und Schadstoffinformationen, soweit es geht, löschen.

Reife Quelle, reifes Wasser Bezeichnet *Wasser*, das über einen – meist sehr langen – Zeitraum hinweg während seines natürlichen Laufs durch Erd- und Gesteinsschichten zu seiner optimalen Struktur finden konnte. Reifes Wasser dringt als *artesische Quelle* an die Erdoberfläche. Es ist schadstofffrei, schmackhaft, hoch energetisch und sehr gesund.

Rohwasser Das Wasser, aus dem *Trinkwasser* gewonnen wird. Je nach seiner Qualität muss das Rohwasser mehr oder weniger stark aufbereitet werden, bevor es ins Leitungsnetz eingespeist wird.

Schwingung siehe *Frequenz*

Summation Anreicherung von Schadstoffen im Körper. Ein typischer summierender Stoff ist Blei. Es kann vom Körper nur sehr schwer abgebaut werden und sollte in Lebensmitteln wie im *Trinkwasser* nicht vorkommen.

toxisch Giftig.

Trinkwasser Wasser, das den Vorgaben der Trinkwasserverordnung (TrinkwV) entspricht. Die TrinkwV legt z.B. fest, welche Höchstmengen bestimmter Schadstoffe Trinkwasser enthalten darf.

Uferfiltrat Zur *Trinkwasser*gewinnung genütztes *Rohwasser* aus dem Erdreich entlang großer Flüsse.

Umkehr-Osmose Methode der Wasserreinigung (kurz UO), die den natürlichen Vorgang der *Osmose* umkehrt. Bei der UO wird Leitungswasser unter Druck an einer bedingt durchlässigen *Membran* vorbeigeleitet: Nur Wasser*moleküle* können durch die Membran-Poren schlüpfen, andere Stoffe, etwa Schwermetalle, *Pestizide* werden zurückgehalten.

Wasserhärte Abhängig vom Mineraliengehalt des Wassers. Je mehr Mineralien, speziell Kalzium- und Magnesium-Ionen, im Wasser gelöst sind, desto „härter" ist das Wasser. Die Härtegrade des Wassers („Grad deutscher Härte" = °dH) reichen von 1 bis 4.

Wasserstoffbrücken Durch Wasserstoffatome gebildete Verbindung zwischen *Molekülen*.

Wechselwirkung Der Einfluss, den Substanzen aufeinander haben. Mit dem Wasser aufgenommene Schadstoffe können in Kombination den Organismus beispielsweise stärker belasten, als wenn sie getrennt aufgenommen werden.

Zeolith Feldspat ähnlicher Stein, dessen reaktionsfreudige Alkali- und Erdalkali-Ionen sich relativ gut gegen andere *Kationen* austauschen lassen. Zeolithe sind also natürliche Ionenaustauscher.

Zum Nachschlagen | *Register*

Sach- und Personenregister

A

Absorption 63

Abwasser 10, 69ff, 83

Adsorption 63f, 86

Aktivkohle 54, 57, 63ff, 66, 70, 73, 76ff, 86, 123

-Blockfilter 49, 61ff, 65f, 79, 85-88, 135 67, 73, 77f, 135

-Granulat(filter) 49, 52, 54, 57ff, 60f

-Monoblockfilter 115

-pulver 63

Allergische Reaktionen 99

Allergisierende Wirkung d. Trinkwassers 28

Allopathisch 36

Alterungsprozess 18f

Aluminium 26f, 123

Ammonium 116

Anionen-Austauscher 79, 81ff

Arsen 116, 135

Artesische Quelle 9, 20

Asbestfasern 26, 35, 39, 47, 56, 60, 62, 66, 70, 74, 78, 130

Aufbereitungsgerät 45

Ausscheidungsfähigkeit 28

Aussehen d. Wassers 53

Austrocknung d. Körpers 18

B

Bakterien 20, 37f, 48, 52, 60,62f, 64, 66ff, 74, 78, 85f, 99, 119

-filternde Membran 61

Beleber fürs Wasser 56

Belebung d. Wassers 32f, 47, 88, 95, 97ff, 100, 106, 115, 117, 122

Belebungsgerät(e) 67, 114, 123

-stäbe 112f, 118, 123f

-verfahren 97-127

Benzol 76f, 118

Batmanghelidj, Faridun 18

Beweglichkeit d. Wassers 33

Bioenergetische Wellen 115

Biophysikalisch 31

Blei 26f, 36, 62, 76, 130, 132

Bluthochdruck 82

Brauchwasser 11, 43, 47f, 79

-aufbereitung 127

-optimierung 49

C

Cadmium 27

Calciumcarbonat(e) 53

Chlor 35, 37, 38, 52, 54, 56f, 59f, 62, 65f, 68, 70, 74, 76, 78, 83, 86ff, 131

-abbauprodukte 35, 37, 62, 66, 68, 70, 74, 78

Chlordioxid 37, 38, 62, 86

Chlorverbindung(en) 36, 57, 59

Cluster 15, 33, 102f, 108f, 115

-klumpen 108

-struktur(en) 33, 103f, 117

CWE-Technologie 98

D

Dampfdestillation 52, 75-78, 133

Denitrifikationsanlage(n) 79, 82

Desinfektion 83

Desinfektionsmittel 38f, 55, 59, 86ff

Destilliergeräte 131

Destilliertes Wasser 76f, 134

E

Edelstein(e) 49, 76, 100, 111, 120-122

Eigenbewegung d. Wassers 31

Eisen-Ionen 115

Elektrische Magnete 93f

Elektrischer Widerstand d. Wassers 34

Elektrolythaushalt 19

Elektrolumineszenz 98ff

Elektromagnetische Felder 117

-Frequenzen 15

-Schwingungen 15, 19, 28

Emoto, Dr. Masaru 15f

Energetisierung 97, 114

Energie 20, 107, 111, 120

-träger, künstliche 123-126

Entgiftungsfähigkeit 28

-potenzial 70, 74, 76, 131

-prozess(e) 105

Enthärtungsanlage(n) 79, 82

Entschlackung 17

Entschlack. Wirkung 41, 134

Erde 112

F

Feine/Feinst-Partikel 62, 85, 87f

Feinstruktur d. Wassers 102

Flaschenwässer 21

Frequenzen 48

Frequenzmuster 15

Fungizide 30

G

Gedächtnis d. Wassers 15f

Geschmack d. Wassers 43, 47, 53, 57, 59, 70, 77, 120, 131, 133

Gesundheit 13, 27, 31, 43, 51

Gifte 7

Giftstoffe 17, 18, 40

-toleranz 28

Grander, Johann 118

Grandertechnologie 99, 118f

Grenzwert(e) 23ff, 31, 38, 44, 129

Grundwasser 9f, 30, 36

H

Hacheney, Wilfried 102, 104, 105

Härtegrade d. Wassers 42f

Hautreaktionen 86

-reizungen 87

Herz-Kreislauf-Funktion 16

Hochgebirgskristall(e) 115f

Homöopathie 15

Hormone 28

Hormonähnl. Stoffe 26, 47f, 62, 64

Hormonähnl. Wirkung 35

Hyperfiltration 69

Zum Nachschlagen | Register

I

Impfkristalle 90, 93f

Information(en) 15, 20, 44, 84, 88, 92, 111f, 118, 121, 123f, 126

Informationsbehandlung 97

-geber 112

-gehalt 21

-kraft 15, 94

-träger 19, 31, 113

-wasser 118

Ion(en) 34, 55f, 80, 90, 93

-austauscher 52, 55, 79-84, 87, 89f

J

Juveniles Wasser 117

K

Kalium 40

Kalk 39, 43, 52, 53, 81f, 88, 93, 134f

-Ionen 90, 93

-Katalysator(en) 79, 87f, 89-92

-wandler 79, 93-95

Kalzium 40f, 43, 54f, 56, 81, 84, 90, 132, 135

-Ionen 80, 83, 89, 93f

Kannenfilter 53ff, 58, 61, 131f, 135

Katalysator(en) 52

-Granulat(e) 90, 92

Katalytisch 65

Kation(en) 54

-Austauscher 54, 79, 81f, 92, 132

Keime im Wasser 37f, 54

Keramik(en) 115, 123

Kochsalz 80

Körper 19

-funktionen 18

-zellen 16,

Kondensat 76

Kondensation 75

Kristall(e) 15ff, 49, 111f, 120-122

Kristallbilder 16

Kristalline Struktur 15, 20

Kumulationen 27, 44

Künstliche Energieträger 123ff

Kunststoff-Granulate 80f

Kupfer 26f, 29, 36, 39, 62, 130

L

Leichtflüchtige Substanzen 76ff

Leitfähigkeit 35

Leitungswasser 11, 21, 23, 25, 27f, 31f, 43ff, 47ff, 51f, 55ff, 67ff, 70f, 75, 79, 83, 90, 92, 98f, 107, 118, 127

Leitwert d. Wassers 35

Levitant 9, 20

Levitation 100, 102-106

Ludwig, Dr., Wolfgang 31

M

Mäanderförmig 20, 31

Magnesium 40f, 54f, 81f, 90, 132, 135

-Ionen 43, 80, 83, 89, 93f

Magnetfeld 93

-systeme 93

Medikamente 36

Medikamentenrückstände 23, 26, 35, 47, 52, 62, 68f, 70, 119, 130, 133, 135

Membran 61, 65, 68ff, 71ff, 74

Membran-Aktivkohle-Blockfilter 49, 61, 65ff, 131, 135

Mikroorganismen 35, 37, 56, 60, 62, 66, 70f, 74, 78

Mineralien 33f, 40f, 43, 45, 47f, 52, 56, 60, 63, 66ff, 70, 74f, 77f, 87f, 91f, 115, 127, 131f, 134

Mineralisation 35

Mineralmangel 41

Mineralstoffe 48

N

Nachbehandlung d. Trinkwassers 44

Nährstoffe 19

Nahrung 27

Natrium 40

Natriumchlorid 81f, 83f

-Ionen 82

Naturenergie(n) 48, 100, 111-114, 123

-informationen 11

Natürliches Wasser 32f

Neustrukturierung d. Wassers 102, 109f, 113f, 124, 126

Nitrat 26 , 35, 39f, 45, 52, 56, 60, 66ff, 69f, 73f, 78f, 81f, 84, 87f, 91f, 131, 133

-Ionen 83

Nitrit 26, 35, 39f, 45, 52, 56, 60, 66f, 70, 73f, 78, 131, 133

O

Oberflächenwasser 7f, 21, 30

-gewässer 36

Ordnung d. Wassers 111, 118, 123

Organfunktionen 28

Organische Belastungen 68, 88

-Verbindungen 52, 54, 77f

-Schadstoffe 56f, 60, 65f, 88, 131

-Stoffe 65

-Verunreinigungen 62, 86f

Original-Martin-Wasserwirbler 108

Osmotischer Druck 17, 19

Oxidation 34

P

Partikel 65, 68, 85ff, 88, 90f

Pathogene Keime 37f

Permanent-Magnet(e) 93f, 115f

Permeatpumpen 71

Pestizide 30, 35f, 45, 52, 56, 60, 62, 65f, 69f, 74, 78, 86, 88, 119, 130, 132

Pflanzenschutzmittel 87

ph-Wert d. Wassers 34f, 39, 54f, 65, 72, 77, 83

Photonenscheibe 100

Pilze 37

PI-Technologie 115-116

Popp, Prof. Dr., Fritz-Albert 99

Protonen 35

Protozoen 37ff

Zum Nachschlagen | *Register*

Q

Quarzkristall(e) 111, 120-122

Quecksilber 27

Quellwasser 9, 20f, 37, 40

R

Redoxpotenzial 34

Regeneration 105

Regenerierung 82, 91

Regeneriersalz 82f

Regulationsfähigkeit 28

Reife Quelle 9, 20

Reifes Wasser 20, 48f, 117

Reinigung d. Wassers 47ff

Reinigungsgeräte 44

-systeme 52

-verfahren fürs Wasser 51

Revitalisierung 117

Risikogruppen 44

Rohrbruch 38

Rohrleitung 31

-leitungsdruck 31

Rohrmaterialien 36

Rohwasserentnahmeort 30

Rückstandsstoffe 31

S

Salz(e) 69, 84, 91, 131

Sango-Korallen 115

Sauerstoff 104, 108

-wasser 104

Säure-Basen-Verhältnis 35

Schadstoff(e) 7, 15, 20, 27, 29, 31, 33, 35, 43, 48, 55f, 61ff, 66, 70, 75, 78, 84, 86ff, 91f, 95, 97, 103, 105, 109f, 101, 111, 113f, 119, 122f, 124, 126, 129ff, 132f

-abgabe 59, 135

-frequenzen 108

-gehalt 40, 125

-informationen 56, 67, 74, 92, 109, 111, 113, 123f

-schwingungen 31, 67, 76, 105f, 109f, 131

Schauberger, Viktor 32, 107ff

Schlackenstoffe 19, 103, 134

Schwermetall(e) 27, 35f, 45, 52, 60,65f, 68f, 70, 74, 78, 119, 130f, 132f, 135

Schwermetallaufnahme 59

Schwingungen 31, 76

Selbstreinigung(-skraft) d. Wassers 20, 109, 111, 118f, 123

Silber 54f, 57, 59, 123

Spiralform 20

Spurenelement 115

Steine 112, 123

Stoffwechsel 16

-prozesse 18

Strukturierung 97, 106f, 109

Summationen 17, 44

Synergie(n) 29

T

Toxische Wirkung d. Trinkwassers 28

Trinken 17f

Trinkwasser 9, 11, 21, 23ff, 31, 35ff, 40, 43, 47f, 63, 68f, 81, 90, 106, 109f, 119, 121, 129ff, 132f, 135

-aufbereitung 127

-bedarf 21

-optimierung 48f

-qualität 11

-verordnung 23ff, 37f, 55, 129

-versorgung 10

U

Uferfiltrat(ion) 9, 36

Umkehr-Osmose 68-74, 75, 78

-Gerät 115ff, 131, 133

-Wasser 134

Umstrukturierung 94, 102

Umweltbelastungen 117

Urkraft d. Wassers 111, 118, 123

Urtiere 37f

V

Verdampfer 52

Verdauung 16

Verkeimung 37, 55, 57, 70, 72, 83, 121f

Verwirbelung 48, 107-110

Vincent, Louis Claude, 34

Viren 37

Vitalität 48, 102

Vitalisierung 95, 97, 107

Vitalisierer 114

Vitalisierungsgerät 74

W

Wasseraufbereitungsgeräte 40, 116

-system(e) 48

Wasserbeleber 44, 113, 131f

-belebung 48, 97, 102, 107, 111ff, 115, 124f, 131

-härte 42f, 82f, 135

-kreislauf, globaler 10

Wassermann, Prof. Dr, Otmar 31

Wassermoleküle 15, 32, 68f, 102, 117

-qualität 19

-stoffbrücken 15, 76

Wasserstoff-Ionen 81

Wasserstruktur 15, 32 f, 98, 105, 121

-temperatur 35

Wechselwirkung(en) 17, 29, 31, 44

Wellenlänge 31

Z

Zellverbände 16

Zentrale Hausanlagen 79ff

Zeolith(e) 81, 115f